ASSOCIATION DES MÈRES DE FAMILLE

LE GUIDE

DE LA SANTÉ

ET DE

LA BEAUTÉ

Prix : 60 centimes

A PARIS
10, RUE DES MARTYRS, 10

1869

INITIATION A LA SANTÉ

DISPENSAIRE DOMESTIQUE

DE LA

MÉDECINE NATURELLE

POUR LA PRÉSERVATION ET LA GUÉRISON DE TOUTE MALADIE

FONCTIONNANT SOUS LE PATRONAGE ET AU PROFIT

DE L'ASSOCIATION DES MÈRES DE FAMILLE

MÉTHODE

RELATIVE A L'USAGE HYGIÉNIQUE ET THÉRAPEUTIQUE

DES

SUCS VÉGÉTAUX

OU SUCS D'HERBES PERFECTIONNÉS

CONCENTRÉS ET INALTÉRABLES

Considérés comme la base fondamentale et le pivot de la Médecine physiologique naturelle

OU MÉDECINE DOMESTIQUE

HYGIÈNE EXTERNE DU CORPS

OU

PARFUMERIE DE LA SANTÉ

AVERTISSEMENT

Cet Avertissement a pour objet de faire connaître le but, les moyens et le commencement d'exécution de l'Association des Mères de Famille, qui publie le *Guide de la Santé et de la Beauté.*

Le but de l'Association est de doter les familles de nouvelles et fortes générations, par tous les soins possibles donnés à la première enfance, et par l'hygiène régénératrice de la véritable médecine naturelle.

Les moyens pratiques d'arriver à ce but encore éloigné, mais nécessaire, sont :

De fonder des maisons maternelles d'allaitement et de sevrage ;

De procurer aide et travail aux mères dans le besoin, et à toutes le bien-être matériel indispensable.

L'Association des Mères de famille est constituée administrativement :

1° Par une *Commission maternelle*, élue au sein du Comité des Dames patronnesses, chargée de recevoir les cotisations, dons, legs et les revenus commerciaux, pour les faire servir exclusivement à la fondation des maisons d'allaitement et de sevrage ;

2° Par une *Commission administrative commerciale*, élue par les adhérentes à l'Œuvre, et créant des revenus à l'Association, par la pratique du commerce.

Ces deux commissions s'entendent pour procurer du travail et des emplois lucratifs aux mères privées de ressources.

Notre plan de libre association, fondé sur nos devoirs de mère et de femme et sur tous les intérêts de famille, nous permet à toutes de coopérer efficacement à cette Œuvre fondamentale de perpétuité humaine, non-seulement sans engagement, sans formalité ni sacrifices particuliers, mais en en tirant personnellement et collectivement profit clair et net.

Ce fait déterminant et décisif résulte de la simple bonne entente de nos véritables intérêts.

L'Association débute dans la carrière commerciale par une maison générale de crédit et de vente à la commission. Elle s'entend avec les producteurs et fabricants qui lui déposent leurs marchandises contre des bons de crédit, dans ses magasins, pour y être vendues moyennant remise.

L'importante économie que l'Association réalise sur les dépenses exagérées de loyer, de luxe, de publicité, de personnel et d'intérêts de capitaux, qui sont la cause des prix exorbitants actuels des marchandises et de la ruine des marchands, lui permet d'établir les prix à 10 et 20 pour 100 au-dessous des cours, et de réaliser encore, sans courir la moindre chance aléatoire, de grands bénéfices au profit de l'Œuvre.

C'est dans de telles conditions que l'Association des Mères de famille s'occupe d'installer dans les centres de population des marchés de tous les articles usuels de la vie, concernant l'hygiène, la santé, l'alimentation, le vêtement et l'ameublement.

En somme, dans son rôle commercial, l'Association des Mères de famille est une Assurance mutuelle contre la cherté excessive des articles et denrées de commerce, une Institution protectrice du travail producteur, et une Œuvre coopérative en faveur de l'enfance au berceau et des mères privées de ressources.

Grâce à un bon marché non fictif ni trompeur, mais bien réel pour toutes les maîtresses de maison, et au but moral de l'entreprise, l'Association, la plus nombreuse qui aura jamais existé, dispose essentiellement d'une immense clientèle, formée par elle-même qui représente l'élément consommateur.

Pour atteindre à son but final d'humanité, l'Association des Mères de famille ne puise pas seulement des ressources pécuniaires dans la pratique intelligente du commerce, dans les cotisations volontaires, les dons et legs qu'on peut lui faire, mais encore dans l'exercice de professions qui, par la seule force des choses, rentreront exclusivement un jour dans le domaine des attributions féminines.

L'Association des Mères de famille forme aussi spécialement une Agence générale coopérative de propagation de la Médecine naturelle domestique et du commerce de la saine parfumerie, dont elle établit des comptoirs de vente et des dépôts, où elle n'a pas encore de magasins et comptoirs généraux.

COMITÉ DES DAMES PATRONNESSES.

Le Comité des Dames patronnesses de l'Association des Mères de famille, section médicale, se compose de cent-cinquante membres, choisis parmi plusieurs milliers de clientes de la médecine naturelle, l'ayant expérimentée depuis dix ans, soit pour elles-mêmes, soit pour leur famille, et naturellement les premières adhérentes à l'Œuvre.

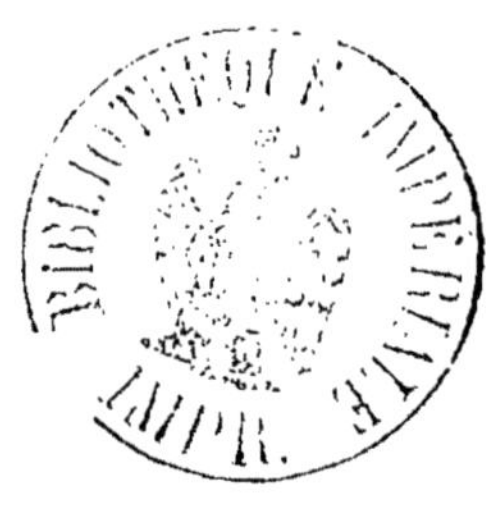

I

DISPENSAIRE DOMESTIQUE

DE LA MÉDECINE NATURELLE

POUR LA PRÉSERVATION ET LA GUÉRISON DE TOUTE MALADIE

FONCTIONNANT SOUS LE PATRONAGE ET AU PROFIT DE L'ASSOCIATION DES MÈRES DE FAMILLE

A Paris, rue des Martyrs, 10

(Entrée par la porte cochère.)

Établissement spécial où l'on donne des consultations sur toutes maladies, et où l'on délivre les Remèdes végétaux et Plantes médicinales salubres.

On peut se présenter tous les jours de la semaine au Dispensaire domestique de la Médecine naturelle, établi à Paris, rue des Martyrs, n° 10 (entrée par la porte cochère), de 2 heures à 5 heures, pour y consulter sur toutes sortes de maladies, et pour y recevoir les remèdes propres à les guérir.

Les dames stagiaires, aspirantes au brevet de capacité médicale, présentes au Dispensaire et aides des médecins-consultants, peuvent souvent donner elles-mêmes des avis et renseignements officieux et gratuits extrêmement utiles.

Les malades ne se trouvent en présence que du médecin qui les consulte, ou de la personne qui les renseigne.

Les malades en voie de traitement, ou qui se traitent par eux-mêmes, en consultant le livre *La Santé*, viendront se procurer au Dispensaire tous les remèdes et agents curatifs *non toxiques*, dont ils auront besoin.

M. Hureaux, fondateur du Dispensaire légué à l'Association des Mères de famille, continue ses réceptions des mardis, jeudis et samedis, de 2 heures à 5 heures, pour les personnes qui lisent son livre *La Santé*, et qui ont besoin de recourir à la Médecine naturelle, soit pour elles-mêmes, soit pour quelqu'un de leur famille.

Les jours indiqués ci-dessus, à partir de midi, M. HUREAUX fait précéder ses réceptions particulières d'un enseignement familier de la Médecine naturelle domestique, pour les personnes inscrites à cet effet.

Retiré à la campagne, l'Auteur de *La Santé* continue aussi de préparer lui-même les Remèdes naturels végétaux et Sucs d'Herbes perfectionnés, qui sont délivrés au Dispensaire.

LA MÉDECINE NATURELLE, VÉRITABLE HYGIÈNE, SIMPLE ET SOUVERAINE, RENTRE DANS LES ATTRIBUTIONS DÉVOUÉES DE LA FEMME.

La véritable Médecine naturelle, pendant longtemps disparue sous les abus du temps et les systèmes contradictoires de la science analytique, est enfin remise en lumière et en voie de saine pratique.

Cette médecine simple et souveraine se base sur l'emploi des Herbes salubres, et surtout de leurs Sucs; elle exclut l'usage des poisons et donne lieu à une profession nouvelle, qui, par ses caractères purement hygiéniques, par ses lumières de sens commun et par les dévouements qu'elle inspire, rentre absolument dans le domaine de l'économie domestique et dans les attributions dévouées de la femme au sein des familles. La femme, voilà le médecin prédestiné de l'avenir!

Qui peut mieux saisir et embrasser l'état d'un malade et les soins à lui prodiguer, que le tact exquis et la sensibilité de la femme, qui comprend surtout par la raison supérieure du cœur et qui est toujours prête, par sa nature, à tous les dévouements, à tous les sacrifices?

Quel érudit remplacera jamais au chevet du malade le vrai médecin guérisseur et consolateur, messager inspiré de la Nature médicatrice : la mère, l'épouse, la sœur, la fille!

Ce qui nous reste d'énergie et de volonté est acquis à cette glorieuse transformation médicale, pour la faire triompher de ses ennemis et de l'ignorance. A cet effet, nous nous tiendrons sur la brèche. Nous montrerons l'abîme où le monde se précipite dans la nuit lamentable des esprits; guidé par la clarté libératrice des temps qui commencent, nous opposerons aux négations de l'œuvre morte des sciences analytiques, les affirmations vivantes de la Science synthétique universelle.

La Médecine naturelle est simple : elle est étrangère aux complications infinies de la science conjecturale; le sens commun la gouverne sans erreur possible. Elle est souveraine, parce qu'elle nous rend et qu'elle nous identifie à notre instinct infaillible de conservation.

Par ces motifs, la Médecine naturelle appartient au domaine de l'économie domestique et de l'hygiène; elle est elle-même une véritable hygiène préservative et curative. Nous nous guérissons par les fonctions organiques de la vie végétative. Les aliments et les remèdes naturels se confondent dans leur action.

Dans son action préservative et curative de toute maladie, la Médecine naturelle et domestique se fonde *sur la purification du sang* et *sur la vivification de l'organisme*, par l'usage des Sucs d'Herbes salubres, dont la préparation a été perfectionnée et rendue agréable au goût.

Cette médecine primitive de la nature, aussi innocente qu'elle est simple et souveraine, ne prévient pas ou ne guérit pas seulement les maladies ordinaires, mais elle triomphe souvent des maladies chroniques, empirées par les médicaments toxiques de la médecine du jour.

Les guérisons de malades qui avaient épuisé la science de leur médecin, obtenues en six années, dans la maison initiatrice de la vallée de Pontvoisin, ont été de 2,700 sur 3,000 malades qui avaient exactement suivi le traitement naturel. Il est bien entendu que les cas de lésions et dégénérescences ne peuvent être compris dans ce relevé.

On trouvera aux archives du Dispensaire plusieurs milliers de lettres originales et authentiques, datant de onze années d'exercice, qui attestent les cures éclatantes et la souveraineté de la Médecine naturelle.

Le triomphe de la véritable Médecine naturelle sur les systèmes ne constitue pas une révolution, mais une régénération de l'Art de guérir, établie sur la preuve irréfragable des faits.

Tarir la source de nos maladies, guérir celles qui sont déclarées, préparer les mères à enfanter sans danger et avec un grand allégement de douleurs, assurer de beaux et vigoureux enfants, les conduire à la puberté sans connaître la maladie, prolonger dans l'âge mûr la séve de la jeunesse, préparer une vieillesse exempte d'infirmités, et enfin rendre à l'existence ses limites; tel est le problème aujourd'hui résolu par la Médecine naturelle, qui prendrait possession du monde, aux applaudissements et à la gloire de l'humanité, si cette humanité n'était prisonnière dans l'abîme, et livrée en pâture aux contradictions de l'orgueil et aux appétits de corporations organisées pour la détruire ?

La réalisation de cette grande et impérieuse rénovation médicale, qui est en butte à tous les obstacles possibles, est la mise en pratique de l'école primitive et synthétique de la Nature, enseignée dans la sixième édition de LA SANTÉ, par Hureaux, ou *Traité général de Médecine Naturelle*, à l'usage des gens du monde. (Voir le Cours de la présente Brochure.)

II

DE LA MÉTHODE

RELATIVE A L'USAGE HYGIÉNIQUE ET THÉRAPEUTIQUE

DES

SUCS VÉGÉTAUX

OU SUCS D'HERBES PERFECTIONNÉS

CONCENTRÉS ET INALTÉRABLES

CONSIDÉRÉS COMME BASE FONDAMENTALE DE LA

MÉDECINE PHYSIOLOGIQUE NATURELLE

LETTRE AUX MÉDECINS

MONSIEUR,

Pour la cause commune de l'humanité, je crois devoir porter à votre connaissance ce résumé pratique de mes travaux sur un remède tout primitif et vulgaire par le nom, mais bien utile par ses vertus non soupçonnées de nos jours.

Etant parvenu à perfectionner la préparation des Sucs d'Herbes et à rendre leur usage commode et agréable, j'en obtiens, depuis six ans, les succès de guérison les plus surprenants, d'après une méthode que l'observation m'a révélée. Cette méthode étant vulgarisée, elle rendra les services les plus grands auxquels l'art de guérir puisse prétendre.

C'est à cette Méthode, non moins qu'à mes procédés de fabrication, que les Sucs d'Herbes doivent, selon toutes mes convictions, de manifester des vertus inattendues et une efficacité vraiment merveilleuse.

Cette Méthode, dont j'essaye plus loin de vous donner un aperçu, s'inspire de l'action toute physiologique des Sucs d'Herbes sur l'économie vivante. C'est d'elle que dépend, en grande partie, la haute valeur thérapeutique que je reconnais aujourd'hui à ce remède banal.

A mes yeux, le remède n'est que l'instrument, mais instrument nécessaire qui doit être de bonne source : la Méthode est l'intelligence qui le manie et au moyen de laquelle le praticien judicieux opère les plus belles cures.

Théoriquement, la Méthode est la règle synthétique de l'art, qui fait le vrai médecin bien plus que la science analytique. Dans la réalisation, la Méthode est l'art de guérir se manifestant.

C'est pourquoi, je ne considère pas seulement ma Méthode comme la raison des hautes vertus salutaires des Sucs d'Herbes, mais bien aussi comme la condition essentielle de ma qualité de guérisseur. Je l'apporte donc humblement, avec toute conviction, comme ma pierre au grand édifice de l'art médical, qui est encore loin d'être achevé, et qu'il n'est pas donné à la science analytique des Facultés de terminer.

J'ose ainsi l'offrir aux praticiens qui me comprendront, afin qu'ils l'utilisent pour l'humanité dans leur savante pratique, et qu'ils ne dédaignent pas de voir dans les simples et vulgaires Sucs d'Herbes raffinés, le plus sûr instrument de guérison physiologique.

Les humbles plantes salubres, qui végètent à l'entour de nos habitations comme pour nous offrir leurs bons services, sont le remède primordial et universel de la nature. Leurs sucs, administrés avec art et méthode, sont le plus salutaire et le plus innocent de tous les agents curatifs.

Ils sont longtemps tombés dans l'oubli, parce qu'on les a *mal préparés*, et qu'on les a employés *sans règle et sans méthode*.

Par notre Méthode naturelle et toute rationnelle de l'emploi des Sucs d'Herbes, le médecin observateur retrouve avec étonnement la source intarissable des vertus universelles de la nature médicatrice, dont il redevient en réalité l'interprète.

Je ne veux pas vous présenter les Sucs d'Herbes comme un remède à tous les maux, mais j'appelle votre attention sur une Méthode de leur emploi, qui les élève, dans des cas innombrables, à de hautes vertus curatives qu'on était loin de leur soupçonner.

J'ai acquis par moi-même toutes les preuves qu'une Méthode rationnelle dégage les vertus des remèdes et qu'elle les fait valoir, de même que l'art musical donne aux notes leur valeur.

Les meilleurs remèdes ne tombent-ils pas dans un juste discrédit, à l'état de matière inerte ou souvent dangereuse, si leur administration n'est pas dirigée par une bonne et sévère Méthode ?

Mais toute Méthode ne se crée que par la synthèse pour s'identifier avec l'art lui-même, et s'évanouit par l'analyse.

Les sciences analytiques nous ont revélé, à bon droit, les

rreurs glissées dans les anciennes Méthodes, mais elles ont tué esprit de méthode du même coup.

Sous l'empire dissolvant de l'analysme, n'errons-nous pas dans vague et la confusion des connaissances désarticulées de l'éruition ! La science existe, mais l'Art ancien et éternel, purgé de ignorance et des erreurs que l'usage des siècles y avait accuulées, n'a pas encore surmonté le flot des investigations désarégeantes de l'analysée.

N'est-ce pas en créant la Méthode avec le concours de notre ropre expérience et de nos lumières nouvelles, que nous pouvons ulement arriver à la renaissance de l'Art de guérir ?

Toute Méthode est essentiellement synthétique. Le temps de inspirer de l'esprit de synthèse et de création nouvelle est donc venu pour le médecin.

C'est une première tentative que j'ai faite moi-même de cet sprit nouveau, en l'appliquant à l'usage raisonné, hygiénique et érapeutique des simples Sucs d'Herbes, que j'ai préparés moiême dans le même esprit.

N'est-il pas à désirer que d'autres praticiens entrent dans cette oie, et qu'ils se décident à n'employer un remède que sur des onnées méthodiques reposant sur l'expérience et le raisonnement. 'empirisme aveugle ne ferait plus de victimes.

Qu'on veuille bien ne pas craindre de mettre en lumière et de conder ces quelques vues, exprimées sans aucune prétention ersonnelle. Celui qui les trace ici à la hâte ne veut pas sortir de on obscurité ; il a jugé les ambitious et la gloire du monde, il ne eut pas vivre de sa vie.

Revenons donc enfin à l'esprit de synthèse. L'analyse a rempli a grande tâche de décomposition.

Tout notre arsenal thérapeutique n'offre plus qu'une stérile et amentable abondance, parce que nous n'avons pas la Méthode de on emploi, et que l'art de nous en servir est perdu, non moins au réjudice des médecins que des malades.

Une bonne et vraie Méthode remet en lumière et relève le ôle du praticien ; elle le rend indispensable, en demandant son ssistance permanente près du malade, pour être appliquée sous on inspiration.

Aussi notre Méthode relative à l'emploi des Sucs de Plantes e trace au médecin aucune ligne de conduite absolument fixe ; lle lui laisse toute initiative ; elle est modifiable à l'infini dans es applications, selon la variété infinie des cas pathologiques ui peuvent se présenter. Elle est offerte à toutes les inspirations t à tous les desseins du tact médical. Elle est toujours un guide ertain qui permet de ne jamais s'égarer, ou qui nous ramène du noindre écart au plan de notre œuvre de guérison. Assise imnuablement sur des principes rigoureux, notre Méthode fait régner dans la souveraineté de son rôle professionnel le médecin qui ne dédaigne pas de s'en servir.

Je suis venu, sans aucune prétention, vous offrir le fruit de mes observations consciencieuses. Je ne m'y suis décidé que pour servir la cause des intérêts moraux et matériels les plus légitimes, en même temps que celle de l'humanité.

HUREAUX.

LES SUCS D'HERBES PERFECTIONNÉS

SONT UN RÉSOLUTIF PHYSIOLOGIQUE UNIVERSEL, OFFERT A LA NATURE MÉDICATRICE, ET PAR CONSÉQUENT UN AGENT UNIVERSEL DE GUÉRISON PHYSIOLOGIQUE.

Disons d'abord que les Sucs d'Herbes, perfectionnés par le raffinage et la concentration, appartiennent au domaine de l'hygiène par leur composition, puisqu'ils sont formés de plantes salubres innocentes et de substances adjuvantes, servant de base à notre alimentation habituelle.

On commettrait donc une erreur si l'on classait cette préparation tout hygiénique parmi les médicaments austères et rebutants de la médecine savante. Elle n'est pas même un médicament, mais un agent *agréable* de l'hygiène domestique, un nouvel élément de santé et de vie, que nous désirons voir un jour être fabriqué et vendu librement, en dehors des règlements de police médicale et pharmaceutique.

Ce n'est pas seulement au point de vue de la perfection des vertus, mais aussi de l'agrément, que nous sommes parvenu à extraire des herbes salubres leurs Sucs salutaires. Une cuillerée de cette belle préparation, étendue dans un verre ou un demi verre d'eau, offre une boisson transparente, aussi agréable au goût qu'à l'œil. Prise, par exemple, pour se rafraîchir dans les moments de grande altération, elle est une boisson délicieuse qu'aucun tempérant n'est capable de remplacer. Elle fait éprouver un bien-être immense qui avertit que le corps a reçu le véritable ami de la maison.

Les Sucs d'Herbes perfectionnés n'ont donc rien de commun avec les agents toxiques et répugnants de la science médicale, mais ils sont un doux et éminent remède hygiénique, que nous prenons avec plaisir, de notre propre autorité, familièrement et victorieusement contre une foule de petites indispositions, et dont le médecin habile, de son côté, sait tirer le plus grand parti, en le dirigeant *avec art et méthode* contre les états de maladie souvent les plus graves.

Celui qui s'est donné pour mission d'écrire ces lignes, dans le désintéressement personnel que peut seule donner la conviction la plus absolue, a en permanence sur sa cheminée, depuis de longues années, un flacon de ses Sucs d'Herbes, préparés de ses propres mains, et déclare qu'il ne pourrait plus vivre fort et robuste sans leur secours, dans la parfaite santé qu'il leur doit, malgré des travaux souvent excessifs. Il peut aussi citer le témoignage de plusieurs centaines de personnes, qui leur doivent les mêmes bons services.

Les Sucs d'Herbes n'appartiennent pas seulement à l'hygiène par leurs principes constituants, mais aussi par la nature de leur action sur l'économie.

En effet, nous donnons dans les paragraphes suivants la démonstration que cette action est toute physiologique, toute normale sur les systèmes de l'économie vivante dans lesquels elle s'exerce, et par conséquent la preuve faite qu'elle est du ressort de l'hygiène.

Comme corollaire de la précédente proposition, nous pourrions tirer la conséquence que l'action curative ou résolutive des Sucs, étant physiologique, elle est nécessairement universelle, puisqu'elle s'exerce en s'identifiant avec l'unité physiologique qui ne peut agir qu'en sa totalité, c'est-à-dire en son universalité organique.

Mais procédons expérimentalement.

Une longue série d'observations nous a appris que les Sucs exercent une action essentiellement physiologique, c'est-à-dire toute naturelle et toute normale, sur les grands appareils de la vie végétative ;

Qu'ils suractivent particulièrement les fonctions digestives, nutritives et sécrétoires ;

Que de cet accroissement d'action organique résultent plus d'expansion et une circulation plus rapide dans les fluides ;

Que ce surcroît de circulation et d'expansion, dû consécutivement à une liquéfaction des humeurs et à une assimilation plus parfaite de l'action résolutive des Sucs, donne à son tour plus de subtilité et rend de la force vitale au sang ;

Que sous l'impulsion générale des fluides et des esprits sanguins, la salive et les sucs gastriques qui effectuent le travail dissolvant de la digestion, la bile dont la formation purifie et rafraîchit le sang, les mucosités folliculaires des intestins qui facilitent les déjections, les urines et la sueur qui épurent la lymphe par leur élimination, sommairement, que tous ces agents et produits auxiliaires et inférieurs de l'économie en travail végétatif sont sécrétés avec plus d'abondance et élèvent le niveau des énergies fonctionnelles.

Voilà ce que nous avons constamment observé.

Un regard synthétique aperçoit sans effort, dans tous ces résultats de l'action des Sucs d'Herbes sur l'économie, leur parfaite identification avec l'œuvre vitale de l'unité physiologique.

Puis, si nous voulons analyser le travail RÉSOLUTIF complexe des Sucs, nous trouvons qu'il se décompose ainsi : réduction du contentieux morbide en ses éléments; résorption de ces mêmes éléments; assimilation des éléments utiles remis en circulation, et enfin élimination des éléments pathologiques par les sécrétions suractivées. — On ne peut voir plus clairement cette action physiologique curative et réparatrice des Sucs embrasser l'universalité de l'économie vivante.

Poussant encore plus loin l'examen, nous découvrons, dans cet immense travail physiologique, les médications partielles suivantes :

Apéritive, digestive, assimilative, éliminative, dépurative, diurétique, sialagogue, laxative, tempérante, sudorifique, sédative, stomachique, stimulante, tonique, vulnéraire, etc.. etc.; toutes médications physiologiques comprises dans la médication universelle : LA RÉSOLUTION.

Les Sucs d'Herbes méthodiquement administrés représentent donc bien une vertu résolutive universelle; ne les voit-on pas, en effet, produire *électivement* une ou plusieurs des médications physiologiques partielles susindiquées, selon les besoins de l'économie vivante.

Cette élection est un effet de l'intelligence, des jugements et crises de la Nature infaillible. Nous disons infaillible, parce qu'elle est universelle dans son œuvre synthétique et qu'elle est souveraine dans son unité médicatrice, formée elle-même de la gamme des médications physiologiques partielles comme l'harmonie musicale est tirée de la gamme des sons.

L'unité physiologique, soit qu'elle entretienne et conserve le dépôt de la vie, soit qu'elle répare les brèches qui lui sont faites, est l'accord unanime qui embrasse toutes les fonctions de l'organisme vivant, c'est-à-dire l'unité universelle de l'économie de notre corps.

Dans la sublime unité physiologique, tous les jugements et actes de la vie organique sont nécessairement justes, et la vérité des rapports y règne comme l'accord dans l'harmonie. Le trouble n'y peut venir que d'une cause étrangère, divisante et destructive de l'unité, c'est-à-dire d'une cause morbifique. Ce qu'on a appelé si à tort et si injustement les aberrations de la nature, sont les dégâts et les désastres causés par des perturbateurs ou destructeurs plus forts qu'elle. La nature vivante physiologique est absolument incapable d'aberrations par elle-même.

Par son unité universelle, la nature vivante est donc infaillible et souveraine. Afin qu'elle puisse exercer son infaillibilité et sa souveraineté médicatrices, il nous faut l'aider dans la sphère de son unité physiologique, et non en dehors de ses lois, par des violences.

Or, nous prouvons que les Sucs d'Herbes perfectionnés sont

précisément l'agent universel des médications physiologiques unitaires, mis aux mains de la nature, qui nous exprime ses besoins par la manifestation des signes et symptômes pathologiques dont nous avons à bien comprendre le sens et la valeur, pour y répondre utilement par une méthode rationnelle et sûre, ayant en elle le principe de l'unité.

Ces premiers documents de la Méthode indiqués sommairement plus loin, et la propriété résolutive universelle des Sucs d'Herbes perfectionnés, donnent la raison de notre recours fréquent à leurs vertus, dans le traitement général et physiologique des états morbides.

DE LA RÈGLE GÉNÉRALE DE LA MÉTHODE

RELATIVE A L'EMPLOI DES SUCS VÉGÉTAUX

Agir constamment dans le sens des efforts spontanés de la nature, qui s'est rendue maîtresse de l'état morbide.

La règle unique et fondamentale de la Méthode tire sa raison des considérations suivantes :

Les Sucs d'Herbes perfectionnés sont un réservoir général de forces curatives, identiques aux forces vitales du système végétatif, conservatrices et réparatrices de l'organisme avec lesquelles elles collaborent au service de la nature vivante.

L'administration méthodique des Sucs ne change pas les conditions physiologiques de cette dernière dans la marche normale du travail curatif, mais elle les accentue et leur donne les allures d'une forte constitution se guérissant par ses propres efforts.

Conséquemment, la méthode rationnelle de l'emploi des Sucs doit se mouvoir tout entière dans la sphère d'activité de la nature médicatrice, dont nous avons ailleurs proclamé le dogme de la souveraineté.

Cette sphère d'activité embrasse la *Résolution*, qui comprend la réduction des éléments morbides, leur résorption, leur assimilation et leur élimination par les sécrétions ; puis l'état réfractaire à la Résolution, donnant lieu à l'acuité, à l'inflammation, à la fièvre vitale dépuratoire, à la coction des humeurs et enfin aux évacuations critiques.

En dehors de quelques maladies spécifiques, toute la médecine se meut victorieusement dans ce cercle éternel de la nature ; mais que d'états diathésiques deviennent incurables par l'abus des toxiques végétaux et minéraux !

DIRECTIONS

DE L'USAGE MÉTHODIQUE DES SUCS D'HERBES PERFECTIONNÉS.

La marche à prendre dans l'usage des Sucs d'Herbes perfectionnés varie selon les états que l'on a à combattre.

Nous avons classé ces états en *six catégories*, ramenant l'usage des Sucs d'Herbes à six directions particulières que voici :

1° Pour épurer le sang de son âcreté et le rafraîchir ;

2° Pour réparer les petits accidents causés par des excès ou des infractions à l'hygiène ;

3° Pour apaiser instantanément de nombreux symptômes morbides ;

4° Dans le cours des maladies aiguës ;

5° Dans le traitement des maladies dites chroniques ;

6° Dans la médecine des enfants.

PREMIÈRE DIRECTION

A SUIVRE DANS L'USAGE DES SUCS D'HERBES.

Pour épurer le sang de son âcreté, et pour le rafraîchir.

Prenez les Sucs d'Herbes deux fois par jour, une heure environ avant le repas, principalement le matin à jeun et avant le dîner.

Si l'on n'a pas eu le temps ou si l'on a oublié de les prendre avant les repas du matin et du soir, on les prendra deux ou trois heures après.

On recommande la sobriété dans les aliments, si la constitution est forte et replète, et si le sang est ardent.

On prend, au contraire, une nourriture très-substantielle, si le corps est affaibli et le sang pauvre.

Après une semaine de l'usage des Sucs d'Herbes, comme il est dit plus haut, on l'interrompt la semaine suivante pour y revenir ensuite pendant une semaine. On fait suivre d'une nouvelle interruption, et ainsi alternativement toutes les deux semaines, pendant le temps qui est jugé nécessaire.

On peut, selon les exigences de la position individuelle ou du tempérament, abréger ou allonger les périodes d'une semaine, les faire de quelques jours seulement, ou de 10, 12 ou 15 jours.

Si le mauvais état du sang et des humeurs résiste, c'est qu'il tient à une cause morbide localisée et rebelle. Alors, on s'adresse à un autre paragraphe de ce chapitre, pour diriger autrement l'usage des Sucs dépuratifs.

Voir les Doses et le Mode d'administration des Sucs d'Herbes : page 33.

DEUXIÈME DIRECTION

A SUIVRE DANS L'USAGE DES SUCS D'HERBES.

Pour réparer les petits accidents causés par des excès ou des infractions à l'hygiène.

Dans mille circonstances de la vie, l'usage occasionnel, mais non permanent des Sucs, devient un véritable pondérateur de la santé.

Les personnes qui ont besoin de raffermir leur santé, passagèrement ébranlée par des écarts de régime, par des excès ou des imprudences, trouvent un remède instantané dans la prise d'une cuillerée de Sucs d'Herbes, répétée quelquefois, à intervalles divers d'un quart de jour, d'une demi journée, etc.

Voici quelques exemples qui feront bien comprendre ces indications, et dont le service constant prouve, jusqu'à la dernière évidence, l'action résolutoire, universelle et souveraine de nos Sucs d'Herbes perfectionnés.

Deux ou trois heures après un repas trop copieux, une cuillerée ou une demi-cuillerée de Sucs végétaux étendue dans un verre ou un demi verre d'eau, précipite la digestion.

L'excitation et la chaleur causées par un excès de vin, de liqueurs, de café ou de tout autre boisson excitante, sont de suite tempérées, ainsi que l'ivresse et l'abus du tabac, par le même moyen.

Un saisissement, un froid subit, un frisson sont dissipés, à leur début, par quelques doses de Sucs prises dans un verre d'eau chaude, à intervalles rapprochés, et en se mettant au lit.

Une grande soif est apaisée par une petite cuillerée de Sucs étendue dans un verre d'eau fraîche ou tiède, au goût de la personne ; il faut éviter la trop grande fraîcheur de l'eau, surtout si l'on est sous l'action d'un soleil ardent ou d'une fièvre brûlante.

Des vapeurs, un étourdissement, des crampes, des agacements de nerfs, de petites aigreurs, des lassitudes, des ardeurs du sang, des engourdissements, des embarras digestifs, des commotions, des maux de tête survenus par un échauffement de bile ; des courbatures, des douleurs vagues, des éruptions éphémères, des ardeurs d'urine, un état fébrile naissant, etc., etc., se dissipent promptement par quelques jours de l'usage des Sucs pris une, deux ou trois fois par jour.

Dans tous ces cas et une infinité d'autres analogues, dans le début de toutes les indispositions et maladies légères, quels que soient leur siége et leurs symptômes, les Sucs végétaux ont une vertu souveraine.

Voir Doses et Mode d'administration, page 33.

TROISIÈME DIRECTION

A SUIVRE DANS L'USAGE DES SUCS D'HERBES

Pour apaiser instantanément de nombreux symptômes morbides.

De nombreux symptômes morbides qui tourmentent accidentellement des personnes mal portantes ou atteintes d'affections invétérées, peuvent souvent disparaître de suite par quelques doses rapprochées de Sucs d'Herbes. Ces disparitions instantanées et fréquentes de symptômes de souffrances sont dues à la propriété que possèdent les Sucs d'Herbes de dissoudre, de remettre en circulation et d'éliminer par la voie des sécrétions les matières morbides qui les produisent, et de rendre ainsi le repos au malade jusqu'à une nouvelle formation de ces matières morbides. Souvent même dans les cas de la plus désespérante incurabilité, on éprouve ces bienfaits de la vertu résolutoire des Sucs d'Herbes perfectionnés.

Pour arriver au soulagement que l'on recherche ici, on prend ces Sucs, une, deux ou trois fois par jour selon qu'ils sont plus ou moins bien acceptés par l'estomac. On approprie les doses de manière à ce qu'ils soient toujours bien reçus et même désirés au retour de la prochaine prise. On les prend entre les repas comme il a été indiqué au paragraphe spécial, page 33.

On arrête l'usage des Sucs, dès que le soulagement désiré est obtenu, et on y revient au retour des symptômes et malaises de l'affection.

L'expérience prouve que les Sucs d'Herbes ne sont donc pas seulement curatifs des affections physiologiques, mais qu'étant dirigés dans leur usage comme il vient d'être dit, ils deviennent les plus précieux et les plus innocents palliatifs des affections spécifiques, même incurables.

C'est ainsi que sous l'action des Sucs pris méthodiquement, on voit souvent la disparition instantanée :

De malaises indéfinissables, de lassitudes et fatigues des membres ;

De maux de reins et ardeurs d'urines ;

D'états nerveux, vapeurs, impatiences, névralgies, douleurs ;

De malaises d'estomac, aigreurs, inappétence, dispepsie, constipation, soif inextinguible, mauvaises digestions, renvois, gaz, etc. ;

De maux de tête, vertiges, insomnie, courbature, état fébrile, peau sèche, toux nerveuse, oppression, froid des extrémités, sang lourd et épais, engourdissement, etc.

Souvent les doses faibles de Sucs réussissent mieux chez certains malades que les doses ordinaires.

QUATRIÈME DIRECTION

DE L'USAGE DES SUCS D'HERBES

A suivre dans le cours des maladies aiguës.

L'état inflammatoire, soit local, soit général, est une manifestation de la force vitale, réagissant contre une cause morbifique.

Pour nous, l'irritation est un symptôme morbide : toute tendance morbifique doit être attribuée à l'irritation, tandis que l'inflammation est un phénomène vital qu'il faut bien se garder de détruire violemment, puisqu'il est le principe essentiel et nécessaire de toute guérison. L'élément inflammatoire est la condition de toute véritable guérison. Tout l'art du médecin consiste à modérer ou à produire avec à propos l'inflammation ou réaction vitale et à la diriger. — Détruire l'inflammation avec Broussais qui la confondait aveuglement avec l'irritation morbide, c'est aller contre tous les vœux de la nature.

Les maladies chroniques proviennent le plus souvent de l'absence ou de l'insuffisance de la réaction inflammatoire saine et franche, à leur début.

Toute maladie qui débute sans réaction vitale ou état inflammatoire, se perpétue presque constamment dans l'économie.

Mais tout état morbide qui languit dans la période aiguë par défaut de réaction vitale ou élément purement inflammatoire, aboutira promptement et comme par enchantement à une guérison radicale, si vous faites naître physiologiquement la réaction vitale par l'usage méthodique des Sucs d'Herbes perfectionnés. Voici comment il faut entendre que la réaction vitale ou inflammatoire se produit dans ces cas. Les forces dont les Sucs sont le réservoir sont vitales et physiologiques; mais elles sont spécialement *résolutives*, assimilatrices, etc. Dans la condition de faiblesse, la nature épuise le peu de forces qu'elle possède, à *résoudre* les états morbides de l'économie ; il ne lui en reste plus ou pas assez pour les soulever en masse sous forme de réaction vitale contre l'envahissement de la cause morbifique. Mais le secours des Sucs résolutifs étant porté dans les voies de l'économie, la nature secondée peut faire appel à l'intégralité de ses forces physiologiques, et produire la réaction vitale ou état inflammatoire, espoir et condition du salut.

Il faut excepter de cette loi physiologique de guérison certains cas de diathèse et de cachexie. Nous n'avons pas à nous occuper ici de ces maladies qui éclatent dans un cortége de symptômes alarmants où domine l'élément pernicieux. Dans ces occurrences toujours graves, il ne serait même pas prudent d'exciter l'élément inflammatoire ; la lutte serait inégale et les réactions prennent presque toujours le caractère morbifique. Dans ces cas extrêmes, la nature prudente ne réagit pas ; le mal triomphant ne ferait que rendre sa conquête plus violente et plus cruelle.

Nous nous bornons ici à appeler l'attention de nos confrères sur l'emploi des Sucs d'Herbes, dont l'opportunité apparaît dans les maladies caractérisées par des troubles purement physiologiques.

Les Sucs d'Herbes étant indiqués dans une maladie aiguë, voici quelques exemples qui donneront la manière d'en diriger l'usage ;

Dans les fièvres éruptives comme la rougeole, par exemple, lorsque l'état fébrile s'accentue mal, on le rend sainement inflammatoire et critique en administrant au malade, deux ou trois fois dans la journée, les Sucs dans de l'eau dégourdie ; on peut aussi donner cette eau contenant les Sucs en dissolution comme une potion, par cuillerée toutes les heures. Dans le cours de l'éruption, si elle est insuffisante ou menace de rentrer, donnez une dose de Sucs dans un demi-verre d'eau le plus chaud possible.

Malgré tout ce qui précède, il ne faut pas considérer les Sucs comme des stimulants, des excitants, puisque aux mains de la nature, ils deviennent, selon les besoins, tempérants ou stimulants. Ils sont, comme nous l'avons dit, le réservoir général des forces physiologiques curatives, dont la nature seule à le secret de se servir.

En conséquence, la pratique nous a constamment démontré qu'une potion de 125 grammes, faite avec une cuillerée de Sucs, et prise par cuillerée d'heure en heure dans une fièvre ardente, apaise cette ardeur, amène la moiteur, la transpiration de bonne nature et des urines critiques.

A une potion prise comme il vient d'être dit, on fait succéder de petites tasses d'infusion de feuilles d'oranger ou de tilleul, ou de tout autre plante selon les indications. On alterne souvent même les tisanes avec les prises de la potion de Sucs d'Herbes. Mais ce qu'il faut éviter absolument, ce sont les potions opiacées, dites calmantes, qui calment quelquefois effectivement, mais en tuant la réaction vitale.

Presque toujours on tempère la fièvre dans ses moments de recrudescence, avec une cuillerée ou une demi-cuillerée de Sucs dissous dans un demi-verre d'eau dégourdie et bue en une fois, et répétée dans les cas d'excessive altération. La peau alors de sèche devient moite, et le paroxysme de la fièvre descend peu à peu.

Nous n'avons pas la prétention de faire ici un cours de médecine pratique, et nous nous abstenons d'indiquer les autres remèdes capables de donner à la fièvre la direction la plus salutaire, en conformité des vues de la nature médicatrice.

(*Voir le Traitement composé page* 23.)— Voir page 33, Doses et Mode d'administration des Sucs.

CINQUIÈME DIRECTION

DE L'USAGE DES SUCS D'HERBES

A suivre dans le traitement des maladies en général.

Notions préliminaires.

La nature, laissée à ses propres forces, guérit insensiblement par résolution les cas légers d'affection physiologique.

Elle déploie la fièvre dépuratoire contre les affections résistantes, et la fièvre ne s'apaise que devant la résolution ou devant l'état critique.

Les cas de maladie, réfractaires à la résolution ou bien aux évacuations critiques, ne se guérissent pas, et aboutissent fatalement à l'état chronique ou à la mort.

L'état morbide chronique est l'œuvre inachevée de la nature, qui n'a pu résoudre ni évacuer le principe du mal, parce qu'elle a manqué des forces résolutives nécessaires et des évacuatives.

Or, les forces résolutives, l'expérience nous a appris que les Sucs d'Herbes, convenablement préparés et méthodiquement administrés, en sont un réservoir infini, ouvert aux secours de la nature. Nous les avons constamment vus produire la résolution salutaire dans les conditions normales, et aller même jusqu'à déterminer la fièvre dépuratoire, pour accomplir l'œuvre curative, alors que la nature avait vainement épuisé sa propre action.

Dans les cas sérieux de l'état critique succédant à la fièvre dépuratoire, la résolution ne suffit souvent plus, et des évacuations sont nécessaires. Ici, nous prêtons encore aide à la nature avec des purgatifs appropriés et convenablement administrés.

Nous avons dû entrer préalablement dans ces quelques détails pour expliquer comment, à notre point de vue, l'usage des Sucs d'Herbes résolutifs doit être quelquefois combiné avec celui de quelques purgatifs convenables, dans le traitement curatif des maladies en général, soit à l'état aigu, soit à l'état chronique.

En conséquence de ce qui précède, nous allons établir les deux sections suivantes, pour nous diriger ici dans l'usage des Sucs d'Herbes.

TRAITEMENT SIMPLE PAR LA SEULE ACTION RÉSOLUTOIRE DES SUCS D'HERBES PERFECTIONNÉS.

On se borne à l'action résolutive universelle des Sucs d'Herbes, avec abstention de purgatif : 1° Lorsque la nature et la constitution sont assez fortes pour opérer la guérison par la résolution, l'assimilation, les éliminations et sécrétions ; 2° Lorsque le malade se trouve dans l'état extrême des conditions opposées aux précédentes ; qu'il est trop âgé, que le mal domine entièrement la constitution, que des organes nécessaires à la vie sont déjà profondément lésés, ou qu'ils éprouvent des pertes d'humeurs utilisables.

L'usage des Sucs, modelé sur ce type de direction, devient tantôt palliatif, tantôt curatif selon les cas.

On prend généralement les Sucs d'Herbes matin et soir pendant une semaine ; on en interrompt l'usage la semaine suivante pour y revenir ensuite alternativement toutes les deux semaines.

Si l'on se trouve mieux d'une période plus courte, on réduit celle d'une semaine à quelques jours. On peut allonger ou abréger l'une ou l'autre des périodes de la prise du remède et de repos, selon le plus ou moins de bien qui en résulte.

Il y a des tempéraments si sensibles à l'action de nos Sucs d'Herbes, qu'il faut en réduire la prise à une seule par jour, le matin ou le soir, à la convenance de la personne. Par contre, il y en a d'autres qui demandent trois prises par jour : matin, midi et soir. Pour les mêmes raisons, on augmente les doses de Sucs.

Si, dans le cours d'une période des prises, il se produit un mieux très-notable, on ne la prolonge pas trop, pour ne pas rompre l'équilibre de ce mieux obtenu. On y revient au retour des malaises habituels. De même, quand il se produit une vive réaction, on l'interrompt quelque temps.

Lorsque le sang est très-pauvre et trop liquide, on donne alternativement les Sucs et le Sirop tonique végétal; si le malade s'en trouve mieux ou s'il le demande, on substitue entièrement celui-ci aux premiers.

Assez habituellement, l'appétit redouble sous l'action des prises de Sucs, et la digestion devient plus facile. Mais, si la digestion s'embarrasse, on réduit la quantité des aliments et la dose des Sucs ; toutefois, souvent une quantité plus forte de ces derniers soulève l'obstacle.

Quand il survient spontanément des évacuations critiques, on atténue les doses de Sucs, ou bien on les arrête pour laisser la nature agir seule, à moins qu'elle n'ait manifestement besoin d'être aidée par eux.

Le régime alimentaire duquel il faut se rapprocher le plus possible, diffère selon l'état de l'organisme.

Quand il existe un état de débilité extrême, de faiblesse et d'épuisement, on base son régime sur une alimentation réconfortable.

Quand il règne un état de pléthore et une constitution vigoureuse avec tendance aux affections goutteuses, par suite d'une nourriture forte et échauffante, on base son régime alimentaire sur une certaine abstinence, de manière à éviter l'encombrement de l'estomac et des intestins, et, par ce moyen, faciliter la résolution par résorption.

Dans les deux états opposés d'épuisement et de pléthore et leurs dérivés, ces deux préceptes généraux d'hygiène sont également applicables : 1° N'abuser d'aucune bonne chose et n'user d'aucune mauvaise ; 2° Se soustraire aux influences qui peuvent entretenir ou faire renaître les causes d'indisposition ou de maladie.

TRAITEMENT COMPOSÉ PAR L'USAGE DES SUCS D'HERBES, COMBINÉ AVEC CELUI DE CERTAINS PURGATIFS ET D'AUTRES REMÈDES AUXILIAIRES.

Il est opportun de combiner l'usage des Sucs d'Herbes avec celui d'évacuants appropriés, lorsque, dans une constitution suffisamment robuste, la nature ne peut établir son action médicatrice devant la violence plus ou moins dissimulée du mal, ou qu'elle se ralentit par des réplétions humorales.

L'état languissant de toutes les maladies aiguës et la généralité des maladies à l'état chronique réclament, sauf les cas exceptionnels déjà précédemment indiqués, le recours intelligent à certains purgatifs, concurremment avec l'usage raisonné et méthodique des Sucs d'Herbes.

Lorsque, sous la chaleur du travail de ces derniers, il s'est élaboré une coction suffisante des humeurs, que les phénomènes de la réaction vitale, souvent confondus si à tort avec les symptômes morbifiques, sont parvenus à l'état critique louable, qu'ils se manifestent par des plénitudes d'estomac et un trop-plein des autres voies alimentaires, par une sur-sécrétion de bile, par des dégoûts et des nausées, enfin par une recrudescence de tous autres symptômes que la *résolution* est impuissante à faire disparaître, le moment est venu de substituer aux Sucs d'Herbes l'administration d'évacuants appropriés.

A cet effet, on administre la Séve laxative (Tisane royale concentrée). Le lendemain, si le malade n'est pas encore débarrassé ni soulagé, on lui fait prendre la Séve purgative (Elixir purgatif du Codex), s'il a un tempérament froid et humide, ou bien l'Orangeade purgative (Limonade magnésienne), s'il a le tempérament chaud et bilieux. La Poudre évacuatrice peut le plus souvent convenir aux tempéraments mixtes. On répète cette dernière en cas de résistance du mal. — Dans les cas où il existe un embarras gastrique avec empâtement des voies respiratoires et oppression, on fait précéder les purgatifs du Vomitif formulé plus loin, s'il n'existe pas d'ailleurs de contre-indications.

Lorsque, dans le début du traitement, le malade offre les conditions sustracées de l'opportunité au recours des évacuants, on commence par l'emploi de ces derniers ; celui des Sucs d'Herbes, dans ce cas, doit venir après pour opérer leur action dépuratoire et résolutoire, et déterminer au besoin un nouvel état critique favorable.

Après une semaine ou deux de repos, quelquefois observé dans le cours du traitement à la suite d'une période évacuatoire, on remet le malade à l'usage des Sucs d'Herbes, qu'on fait suivre de nouvelles périodes évacuatoires, si elles sont jugées nécessaires.

Tout traitement des maladies chroniques devant nécessairement durer longtemps, il ne demande pas toujours des évacuations périodiques. Alors on le fait temporairement rentrer dans la marche pratique du traitement simple, c'est-à-dire borné à la seule action résolutoire des Sucs d'Herbes perfectionnés.

Pendant les périodes restreintes à l'usage des dépuratifs, s'il existe de la constipation, on la combat avec quelques Dragées déconstipantes et stomachiques (Grains-de-vie), que l'on prend dans une cuillerée de potage au principal repas de la journée, tous les deux ou trois jours, selon les besoins.

Si la personne est affectée d'hémorrhoïdes trop incommodes, ou si l'utérus est très-irritable, on remplace les Grains-de-vie par autant de Perles laxatives (Perles ou Capsules à l'huile de ricin), qu'il faut alors prendre le matin à jeun et non au repas, parce qu'elles pourraient troubler la digestion, tandis que les dragées citées ne contribuent qu'à l'activer.

Souvent, pendant l'emploi des Sucs d'Herbes, le malade se trouve très-bien de remplacer la prise du matin de ces derniers par le Sirop tonique végétal. Cette indication se présente quand le médecin se propose de faire prédominer l'assimilation sur l'élimination, par suite d'une pauvreté excessive du sang et d'une trop grande fluidité des humeurs.

Les Sucs d'Herbes, aidés des remèdes auxiliaires mentionnés dans le cours de ce chapitre, constituent un traitement physiologique, enseigné, suivi et voulu par la nature.

Le traitement *composé*, tracé dans ce chapitre, est le TRAITEMENT NATUREL proprement dit, tel qu'il est établi dans le livre *La Santé*, à partir de sa sixième édition. Nous renvoyons, dans cet ouvrage, au chapitre : *De l'Appropriation du Traitement naturel aux divers états de prédisposition et de maladie.*

TRAITEMENT FACILE PAR CORRESPONDANCE, POUR LES AFFECTIONS QUI TIENNENT A UN ÉTAT GÉNÉRAL.

Les malades qui adresseront au Dispensaire de Paris la réponse aux questions suivantes, recevront, avec l'ordonnance détaillée du médecin, les Sucs et les Plantes appropriés â leur état. Ils pourront aussi se les procurer sans aucuns frais de port, chez les pharmaciens ou herboristes qui en seront dépositaires et par l'entremise de tous autres depositaires de la Parfumerie de la Santé :

Noms et domicile? — Age, profession? — Constitution forte ou faible? — Tempérament bilieux, sanguin, nerveux, lympathique, mixte? — Embonpoint ou maigreur? — Etat des organes et des fonctions en général et de l'estomac en particulier? — Constipation ou relâchement? — Maladies antérieures? — Etat de la maladie actuelle? — Traitements suivis? — Régime habituel? — Aptitudes ou répugnances particulières pour des aliments ou boissons? — Habitation chaude ou froide? — Conditions morales?

REMARQUES SUR NOS MÉDICAMENTS PERFECTIONNÉS DU CODEX, USITÉS COMME AUXILIAIRES DES SUCS D'HERBES PERFECTIONNÉS.

Il est nécessaire que les médicaments auxiliaires des Sucs présentent, comme ces derniers, une préparation et des propriétés toujours identiques, afin de pouvoir compter sur l'unité de leur action réciproque dans la synthèse de l'œuvre curative.

Pour remplir cette condition essentielle, la Colonie du Dispensaire joint à la fabrication des Sucs d'Herbes perfectionnés celle de ces médicaments, conformément à nos procédés de perfectionnement.

Voici ces remèdes, dont l'opportunité à leur recours est indiquée plus haut :

1° *Le Sirop tonique végétal*, formulé en principe au Codex sous la dénomination d'Espèces toniques amères, est prescrit lorsque le médecin veut faire prédominer l'assimilation dans le travail résolutif. L'estomac le réclame souvent en concurrence avec les Sucs, de manière que ces deux préparations soient prises alternativement l'une le matin, l'autre le soir.

Doses et mode d'administration : Ce sirop est agréable à prendre. On le prend pur ou dans un peu d'eau, selon son goût une heure environ avant le repas, surtout le matin. La dose habituelle est une cuillerée à bouche, qu'on diminue ou qu'on augmente, selon les aptitudes de l'estomac. Il ne faut jamais en prendre plus de huit jours sans interruption.

2° *Les Dragées déconstipantes et stomachiques* (*Grains-de-vie*), dont on prend de deux à six dans une cuillerée de potage, au principal repas, contre la constipation. Leur usage exclut les aliments froids et acides à ce même repas. Les Grains-de-vie sont aussi très-stomachiques. Il convient de n'en prendre que deux ou trois fois par semaine pour ne pas épuiser leur action sur l'économie.

3° *Le Purgatif vivifiant des enfants*, voir plus loin : SIXIÈME DIRECTION DE L'USAGE DES SUCS D'HERBES A SUIVRE DANS LA MÉDECINE DES ENFANTS.

4° *La Séve laxative* (*Tisane royale*) : cette préparation concentrée et perfectionnée, est un léger purgatif dont quatre à six cuillerées à bouche représentent la dose pour un adulte.

5° *La Séve purgative* (*Elixir purgatif tempéré* du Codex) est un purgatif actif et sûr, merveilleusement favorable aux tempéraments froids, lymphatiques et glaireux. La dose habituelle est de deux à trois cuillerées à bouche.

6° *La Poudre évacuative* a pour base la formule précédente et en a toute l'efficacité, moins le stimulant spiritueux ; elle peut être donnée indifféremment avec succès aussi bien aux tempéraments chauds et bilieux qu'aux tempéraments humides et lymphatiques, quand ceux-ci n'ont pas besoin d'être excités.

7° *L'Orangeade purgative* (*Limonade magnésienne*) convient souvent aux personnes d'un tempérament sec, chaud et bilieux.

8° *Le Vomitif tempéré éliminateur*, composé d'asaret, de racines de violettes, de gratiole, d'ipécacuanha et de tartre stibié, et divisé par dose fractionnée de 25 centigrammes, s'administre de la manière suivante :

Tous les quarts d'heure ou toutes les demi-heures, on prend une dose fractionnée dans une tasse d'infusion de violettes sucrée à volonté ou bien, au besoin, dans de l'eau tiède. Quand les effets vomitifs paraissent suffisants, on arrête de prendre les petits paquets, dont le nombre absorbé peut varier de deux à six.

— On boit de l'infusion de violettes ou de l'eau tiède dans les intervalles pour favoriser les vomissements : plus on boit, plus les vomissements deviennent faciles. Il faut généralement deux à trois heures pour que les vomissements soient terminés.

Pour les enfants, on partage les paquets en deux, et en quatre parts pour les très-jeunes enfants : on leur fait prendre ces parts fractionnées tous les quarts d'heure.

Les vomissements terminés, on boit quelques tasses de thé, de feuilles d'oranger ou de tilleul. Après une heure environ de repos on mange légèrement. On se borne à des aliments légers et confortables.

SIXIÈME DIRECTION

DE L'USAGE DES SUCS D'HERBES

A suivre dans la Médecine des enfants.

La véritable Médecine des enfants, réclamée de la nature, doit avoir pour base fondamentale les Sucs d'Herbes perfectionnés, concentrés et inaltérables.

L'usage méthodique des Sucs d'Herbes, modifié ou aidé par celui du Sirop tonique, du Purgatif vivifiant des enfants et quelquefois du vomitif, répond largement à tous les besoins des maladies de l'enfance.

Les enfants traités par cette méthode curative si simple, si naturelle et si innocente, deviennent des exemples vivants d'une véritable régénération physique des hommes.

Tout ce qui a été précédemment enseigné sur les diverses marches pratiques de l'usage des Sucs d'Herbes, est aussi bien applicable aux enfants qu'aux adultes. Il n'y a à observer que des nuances d'applications tenant à l'état plus humoral et à la rapidité des fonctions organiques, plus grande chez les premiers que chéz les seconds.

Ainsi la puissance de résolution et de sécrétion étant plus grande, et celle d'assimilation plus laborieusement exercée, on fait prendre alternativement les Sucs d'Herbes résolutifs et le Sirop tonique assimilateur. Très-habituellement on donne le

Sirop le matin et les Sucs à midi et le soir. Si les enfants sont très-lymphatiques et scrofuleux, on fait prédominer le sirop sur les Sucs : on administre le premier deux fois par jour et les Sucs une seule fois.

Très-souvent, on donne seulement le sirop le matin et les Sucs le soir.

Si les enfants ont les tissus très-lâches, le sang très-liquide et très-pauvre, s'ils sont anémiques on se borne à l'usage du sirop sthénique ou tonique.

Les enfants ont aussi plus souvent besoin d'évacuations. Dans notre sollicitude toute particulière pour les enfants, nous avons cherché et nous avons trouvé des procédés du perfectionnement du sirop de chicorée composé du Codex; nous l'avons rendu agréable au point d'être demandé et savouré par les enfants; nous l'avons rendu d'un effet sûr et doux et incomparablement plus efficace. Cette préparation perfectionnée en débarrassant les enfants de leurs mauvaises humeurs, les vivifie à vue d'œil. C'est à cause de cette remarque que nous l'avons appelé *le Purgatif vivifiant des enfants*.

Cet innocent et agréable purgatif offre l'avantage de se conserver indéfiniment, même dans une bouteille entamée, à la seule condition d'être bien bouché et placé dans un lieu frais.

Il est aussi à remarquer que les remèdes, surtout les évacuants, doivent être donnés à intervalles plus rapprochés. Les doses fractionnées du vomitif, par exemple, doivent être administrées tous les quarts d'heure ou toutes les dix minutes.

Les doses de remède pour la première enfance sont en général le demi-quart; à partir de deux ans on donne le quart de la dose; de six à douze ans on donne la demi-dose ; d'ailleurs on règle les doses de remèdes plus sur leurs effets que sur l'âge mathématique des enfants.

Les doses des purgatifs surtout doivent être proportionnées plutôt à la résistance du mal, à l'indolence du tempérament lymphatique et scrofuleux qu'à l'âge des enfants. Il n'est pas rare de voir des enfants de quatre à six ans, par exemple, absorber successivement et toujours par fractions successives, bien entendu, les doses purgatives des grandes personnes et même les dépasser.

Voici quelques données générales sur la médecine pratique des enfants, que nous devons à notre expérience personnelle. Plût à

Dieu que les médecins ne les dédaignent pas ! ils épargneront bien des douleurs et des angoisses aux parents, et ils verront grandir sous leurs yeux une nouvelle génération d'heureux enfants, exempts de tant de maux qui nous accablent dans le cours de cette existence physique, par suite des inepties d'une science sur laquelle nous avons trop longtemps compté !

Ces données sont courtes, évidentes et simples comme la vérité.

Contre les *premières coliques*, les *tranchées des nouveau-nés*, qui sont causées par l'expulsion trop laborieuse ou incomplète du méconium, faites prendre à l'enfant toutes les heures une ou deux cuillerées à café d'un verre d'eau dans lequel vous aurez fait dissoudre une cuillerée à bouche de Sucs d'Herbes. Après un jour ou deux, plus tôt ou plus tard, selon les cas, administrez une cuillerée à café du purgatif vivifiant des enfants, que vous réitérerez plusieurs fois, au besoin, jusqu'à effet produit.

Contre la *dentition difficile*, les *tranchées*, les *diarrhées*, les *convulsions* il n'y a pas de meilleur remède que de soumettre l'enfant à quelques jours ou une semaine de l'usage des Sucs d'Herbes et du sirop amer tonique, tel qu'il est indiqué précédemment dans ce chapitre, puis à l'usage du purgatif vivifiant ; continuez jusqu'à disparition des symptômes.

Si l'enfant est surchargé d'humeurs cuites, si les voies aériennes en sont encombrées, et surtout si l'état du petit malade offre quelque inquiétude, débutez par le vomitif, puis donnez le purgatif après les effets du vomitif. Vous arrivez ensuite à l'usage des Sucs d'Herbes et du sirop amer, pour les faire suivre, au besoin, après une semaine, plus ou moins, d'un nouveau vomitif, ou simplement du purgatif vivifiant, répété en cas de résistance du mal.

La *gourme des enfants*, les *croûtes de lait*, le *muguet*, la *coqueluche*, le *carreau*, le *croup* et autres affections particulière à l'enfance, ne se traitent pas autrement que par la marche tracée ci-dessus.

Les affections dont la gravité et l'imminence du danger sont en raison de l'absence ou de l'insuffisance de toute fièvre critique, dépuratoire ou réaction vitale, inflammatoire et fébrile comme dans le croup, par exemple, ou des convulsions, ces états exigent des évacuations promptes et soutenues, et le recours intelligent et souverain au Vomitif éliminateur tempéré et à la Séve purgative, ou à la Poudre évacuative. Cette médication *m'a toujours réussi*, aussi bien qu'à toutes personnes qui y ont eu recours avec intelligence et sang-froid.

La *rougeole*, et les autres *fièvres éruptives* exigent l'attention de favoriser la fièvre pour aider au travail dépuratoire et critique de la nature. A cet effet, on administre les Sucs d'Herbes dans l'eau le plus chaud possible, si la fièvre languit et que l'éruption ne se produise pas. De même on tempère la trop grande ardeur fébrile avec une potion de Sucs d'Herbes composée avec une cuillerée à bouche de ces derniers, dans un demi ou un verre d'eau, et prise par cuillerée toutes les heures ou toutes les demi-heures. Lorsque la coction des humeurs est faite, que la fièvre dépuratoire a accompli son œuvre, on donne plusieurs matins de suite le purgatif vivifiant des enfants, qu'on fait suivre d'une période dépuratoire avec les Sucs d'Herbes, et le sirop amer pendant une semaine, ou une autre durée plus ou moins courte ou plus ou moins longue, selon les cas, et après laquelle on purge encore l'enfant. On continue le traitement avec quelques interruptions d'une ou plusieurs semaines, jusqu'à complète disparition des dernières traces de la maladie éruptive, dont la marche régulière reste toujours au bénéfice de l'enfance.

La *fièvre de croissance* chez les jeunes gens n'a pas de meilleur remède que l'usage des Sucs d'Herbes pris matin et soir, qui font disparaître la fièvre, après quelques jours, par la réduction de la cause qui la produisait.

INDICATION GÉNÉRALE DES MALADIES SUSCEPTIBLES D'ÊTRE GUÉRIES OU SOULAGÉES PAR LES SUCS D'HERBES PERFECTIONNÉS.

Les Sucs d'Herbes perfectionnés, employés seuls ou aidés de leurs auxiliaires, constituent une base fondamentale et universelle de guérison physiologique. Ils exercent leurs vertus salutaires dans presque toutes les maladies qui proviennent d'une cause générale : tempérament sanguin, bilieux, nerveux, lymphatique, avec excès; altération ou vices du sang et des humeurs; constitution goutteuse, rhumatismale, syphilitique, dartreuse, tuberculeuse, scrofuleuse, phlegmoneuse, hémorrhoïdale, chlorotique, cancéreuse, et toutes les autres diathèses capables d'attaquer, sous mille formes, les divers organes du corps. Telle est l'explication de nos succès obtenus dans les maladies d'apparences si diverses :

De l'**Estomac**, des Intestins et de toutes les Voies digestives : manque d'appétit, aigreur, mauvaises digestions, gastralgie, gastrite, constipation, diarrhée, dyssenterie, péritonite, vers intestinaux, etc.

Du **Foie** : jaunisse, obstructions, coliques hépatiques, état bilieux, etc.;

De la **Poitrine** et de la **Gorge** : toux, rhume, catarrhe, grippe, bronchite, fluxion de poitrine, coqueluche, angine, asthme, croup, esquinancie, etc.;

Des **Voies urinaires** : gravelle, catarrhe de vessie, rétention et incontinence d'urine, albuminurie, diabète, prostatite, écoulement, flueurs blanches, etc.;

Du **Cerveau**, des **Yeux** et des **Oreilles** : maux de tête, migraine, apoplexie, convulsions, paralysies, affaiblissement de la vue, ophthalmie, surdité, insomnies, etc. ;

Des **Nerfs** : agacements, névroses, névralgies, douleurs, alié nation ou exaltation mentale, etc.;

Des **Tissus** et des **Os** : abcès, clous, furoncles, tumeurs, ramollissement, carie, rachitisme, dépôts, etc. ;

De la **Peau** : acné, dartres, démangeaisons, érysipèle, rougeole petite vérole, eczéma, gale, teigne, gourme, ulcères, chancres, engelures, etc.;

Des **Maladies contagieuses**, **Épidémiques** et **Constitutionnelles** : goutte, rhumatisme, hémorrhoïdes, syphilis, tubercules, scrofules, chlorose, fièvres intermittentes, typhoïdes, choléra, etc.

RÉGIME ALIMENTAIRE A OBSERVER DURANT L'USAGE DES SUCS D'HERBES.

En général, les malades à tempérament lymphatique, froid et humide, doivent prendre une nourriture réchauffante, un peu excitante, éviter les boissons émollientes, froides et tempérantes; prendre souvent pour boisson du bouillon ou du consommé dégraissé, du thé, du vin chaud et sucré, mais toujours avec modération.

Les malades bilieux, à sang chaud, peuvent user modérément de boissons tempérantes; ils feront usage d'aliments sains, variés et les mieux acceptés par leur estomac.

Les tempéraments mixtes inclineront vers le régime alimentaire qui leur réussit le mieux.

Les pléthoriques prédisposés à la goutte, observeront assez souvent un certain régime d'abstinence, quant à toutes les choses excitantes.

La Fécule de santé *souvent prescrite dans le régime alimentaire.* — Cette fécule délicieuse, composée avec la quintessence de graminées et de légumineuses, est souvent recommandée à titre de régime alimentaire aux personnes échauffées, habituées à une nourriture forte, aux goutteux, aux personnes délicates, d'un sang appauvri dans le cours du traitement naturel, simple ou composé.

La Fécule de santé sert aussi avec avantage à tous les usages de l'économie domestique et culinaire où les fécules sont employées, et ne coûte que 2 fr. 25 c. la boîte d'un demi-kilog.

Manière de préparer et de prendre La Fécule de santé. La dose est une forte cuillerée à bouche par personne. On la délaye à froid dans une tasse de bon lait ou de bouillon de pot-au-feu dégraissé. On place sur le feu, en remuant continuellement; on laisse cuire dix minutes et on obtient une bouillie ou un potage savoureux. Quand on emploie le lait, on ajoute un peu de sel, et du sucre à son goût, avant la cuisson.

Pour les personnes qui digèrent mal le laitage, ou qui n'aiment pas le potage au gras, on le prépare à l'eau avec sel et beurre, et quelquefois avec addition d'un œuf frais qu'on délaye dans le potage en le retirant du feu de manière à ne pas durcir, par la cuisson, le blanc ou l'albumine de l'œuf.

PROHIBITIONS EXIGÉES PAR L'USAGE MÉTHODIQUE DES SUCS D'HERBES PERFECTIONNÉS.

La doctrine thérapeutique des Sucs d'Herbes repose sur le principe de la vitalité curative ou de la réaction vitale, sans laquelle la nature ne peut opérer la moindre guérison. Où il y a absence totale de réaction vitale, il y a incurabilité absolue.

Or les narcotiques employés à doses massives : la belladone, la stramoine, l'opium et ses composés, laudanum, morphine et quantité de remèdes toxiques minéraux, le mercure, l'arsenic, l'iode, etc., ont souvent la terrible propriété de tuer la vitalité, en apaisant les douleurs.

Aussi l'abus de ces remèdes, infiniment plus dangereux que la maladie, laisse après lui des traces irréparables, en tuant la nature médicatrice, et en jetant dans l'impuissance son moyen universel de guérison qu'elle trouve infailliblement dans les Sucs d'Herbes.

La conclusion est toute faite : quand vous vous traitez par les Sucs d'Herbes, repoussez l'usage de l'opium, de la belladone, de la morphine, du laudanum, des *potions calmantes*, du mercure, de l'arsenic, de l'iode, de l'acide prussique, de l'eau de laurier-cerise ; au lieu de recourir à ces agents destructeurs, consultez cette méthode et suivez ses indications.

DOSES ET MODE D'ADMINISTRATION DES SUCS VÉGÉTAUX OU SUCS D'HERBES PERFECTIONNÉS.

Nos Sucs végétaux concentrés et inaltérables ne sont pas rebutants à prendre, comme ceux préparés par les anciens procédés. Ils sont au contraire agréables au goût, au point que les enfants mêmes attendent souvent avec impatience le moment de les prendre. Une cuillerée de Sucs dissous dans un verre d'eau donne une liqueur d'une limpidité parfaite et des plus agréables à l'œil. Une bouteille de Sucs entamée se conserve indéfiniment, pourvu qu'elle soit bouchée et tenue en un lieu frais de l'appartement.

On prend les Sucs d'Herbes à la dose d'une cuillerée à bouche dans un verre ou un demi-verre d'eau tiède ou fraîche, à son goût, une heure ou deux avant ou après le repas ; on élève ou on diminue les doses d'après l'aptitude de son estomac.

Il est surtout très-favorable de prendre les Sucs le soir en se couchant ; ils agissent bien à la faveur du repos dans le sommeil ; on les prend purs quand l'estomac éprouve de la répugnance pour les boissons aqueuses. Mais en général ils ont une plus grande efficacité étendus dans l'eau ou dans une infusion quelconque de feuilles d'oranger, tilleul, thé, saponaire, queues de cerises, bourrache, fleurs de mauve, guimauve, bouillon blanc, orties blanches, pas-d'âne, consoude, bétoine, scabieuse, mélisse, etc., etc.

La dose habituelle d'un adulte est une cuillerée à soupe, nous l'avons dit, mais on la varie pour l'adapter à la capacité de son estomac. Les forts mangeurs l'augmentent généralement ; les petits mangeurs la diminuent.

Généralement on donne le quart de la dose aux petits enfants et la demi-dose à ceux de 8 à 12 ans.

Souvent on attend avec impatience, par le bien qu'ils font, l'heure de boire les Sucs ; l'estomac les reçoit si volontiers qu'il invite à en augmenter la dose : on peut modérément céder à ses désirs.

Enfin, on n'insiste pas sur la consommation des Sucs, dès qu'on n'en a plus besoin. Ils sont un agent précieux dont il ne faut jamais inutilement épuiser l'action, afin de les retrouver au jour du besoin réel dans leur puissante et salutaire efficacité.

USAGE EN TOUTE SAISON DES SUCS D'HERBES PERFECTIONNÉS. — NOTE SUR LA NÉCESSITÉ DE LES VULGARISER. — MISE EN PRATIQUE DE CETTE VULGARISATION PAR LE DISPENSAIRE DOMESTIQUE DE LA MÉDECINE NATURELLE.

Les Sucs d'Herbes perfectionnés étant un Résolutif universel des affections physiologiques, depuis les plus légères jusqu'aux plus graves, et souvent des états diathésiques, et de plus un *antidote des médicaments toxiques*, ce n'est plus seulement au printemps que leur usage est devenu nécessaire, mais en tout temps de l'année, dans une foule de conditions de l'hygiène et de l'économie domestique, et dans le traitement de presque toutes les indispositions et maladies.

La nouvelle préparation des Sucs, faite à l'époque la plus favorable de l'année avec les Herbes traitées en pleine séve sur les lieux mêmes de leurs cultures et de leur récolte, rendue inaltérable par le raffinage et la concentration, répond à tous les besoins nouveaux. Chacun peut en faire provision et les conserver indéfiniment pour tous les besoins qui peuvent surgir.

Devant l'immensité des services que les Sucs d'Herbes concentrés et inaltérables ont déjà rendus et sont appelés à rendre à l'humanité, on peut prédire, sans crainte de se tromper, qu'ils accompliront dans l'hygiène nutrimentaire, dans la médecine domestique et dans la médecine des praticiens savants, une révolution analogue à celle qu'ont produite les découvertes du thé, du café, du chocolat et du sucre dans l'alimentation publique. — Les Sucs perfectionnés sont un élément aussi nécessaire au maintien et au rétablissement de la santé, que l'eau et l'air sont nécessaires à notre existence physique. Ils doivent donc se vulgariser nécessairement et un jour se trouver partout, dans tous les ménages. C'est la conséquence obligée de leur utilité indispensable à l'entretien de la santé de tous, dans les conditions nouvelles des sociétés.

C'est pourquoi nous n'avons fait que céder à ce mouvement irrésistible de la force des choses, en nous décidant à fabriquer les Sucs d'Herbes perfectionnés, sur une grande échelle, à les vulgariser par le bon marché, et a arriver au bon marché par la grande consommation.

Pour atteindre ce dernier but : 1° Nous nous sommes placés dans les conditions à pouvoir produire beaucoup par des procédés économiques, d'ailleurs seulement accessibles à une usine importante, établie sur des cultures spéciales.

2° Nous faisons les conditions de la meilleure confraternité à MM. les pharmaciens et les médecins éloignés des villes, pour leur approvisionnement, au point de leur laisser plus de profits que s'ils fabriquaient eux-mêmes ; ce qui leur est d'ailleurs impossible, puisque nos procédés nous appartiennent exclusivement et qu'ils ne sont connus de personne.

3° Pour encourager la consommation et arriver par celle-ci au bon marché gradué, nous avons établi pour le public un tarif sur des prix décroissants dans de fortes proportions avec les quantités croissantes de produits achetés. Ce tarif a sa raison d'être dans ce fait : les frais d'installation primitive sont les mêmes, à peu de chose près, pour fabriquer dix mille ou cent mille bouteilles de Sucs d'Herbes.

Pour les obtenir aux conditions du bon marché progressif, les familles en feront une provision de 5, 10, 20 bouteilles. Plusieurs familles souvent s'entendent déjà pour se les partager, et les acquièrent ainsi au dernier terme de la réduction des prix.

Pour obtenir ces conditions, on s'adresse directement ou par lettre au Dispensaire de Paris, rue des Martyrs, 10.

Les Sucs d'Herbes perfectionnés se conservent indéfiniment, même dans une bouteille entamée, à la condition d'être bouchée. Ils peuvent aussi voyager sur mer sans altération. L'épreuve en est faite depuis plusieurs années. — (*Voir le Tarif à la page 42*).

PRATIQUE

TRÈS-ÉCONOMIQUE DE LA MÉDECINE NATURELLE, POUVANT ÊTRE QUELQUEFOIS SUIVIE AVEC AVANTAGE, AU MOYEN DES PLANTES PRISES EN INFUSION.

Les Plantes récoltées, conditionnées et conservées en nature avec des soins particuliers, offrent souvent aussi des moyens de guérison inconnus de la médecine savante de notre époque, et ont l'avantage d'apporter de l'économie et de pouvoir être expédiées sans frais et affranchies par la poste.

Ce chapitre est une Instruction spéciale pour suivre le prototype du traitement naturel avec les plantes en infusion.

Cette Instruction est extraite de la 6e édition de *la Santé*, et reproduite textuellement ici pour éviter la dépense de cet ouvrage à ceux à qui leurs moyens ne permettent pas de l'acheter, et qui ont besoin de suivre le Traitement avec la plus stricte économie.

I. Période dépuratoire. — Pendant huit à douze jours, prenez le matin à jeun une tasse d'infusion de *plantes toniques ;* dans la journée et le soir prenez quelques tasses d'une autre infusion de *plantes dépuratives ;* si vous avez soif à différentes heures du jour ou de la nuit, buvez-en aussi pour vous désaltérer ; dans ce dernier cas vous la prenez plus légère. Si l'estomac s'accommode quelquefois mieux des infusions de plantes toniques, donnez la préférence à ces dernières, sans trop d'exclusion toutefois.

Pendant qu'on fait usage de ces plantes qui ne purgent pas, mais qui préparent aux purgations par la dépuration du sang et le triage des humeurs qui seront expulsées du corps par les plantes de la Période évacuante, on ne change rien à son régime ni à sa nourriture habituelle qui doit toujours être saine. On n'interrompt pas ses occupations ni ses habitudes journalières, mais elles ne doivent blesser en rien les lois de la salubrité et de l'hygiène. Il faut aussi constamment se soustraire aux influences capables d'entretenir ou de faire renaître les causes de la maladie que l'on combat.

II. Période évacuante. — Après l'usage prescrit ci-dessus de plantes toniques et dépuratives, prendre le cylindre entier de *plantes laxatives*, le matin à jeun ; ou si les occupations de la journée vous retiennent dehors, on le prend le soir en rentrant aux lieu et place du dîner ; l'effet se produit dans la soirée ; on dîne vers dix ou onze heures et on se couche.

Le lendemain on prend pareillement les *Plantes purgatives*.

Le troisième jour on prend la *Poudre* de *Plantes évacuatives* de la même manière.

Les Plantes laxatives purgent naturellement peu, tout en procurant quelquefois de petits malaises éphémères. Les Plantes purgatives procurent des évacuations plus abondantes et dissipent ordinairement les malaises survenus. La Poudre évacuative a une action encore plus marquée et plus salutaire pour dissiper les malaises existant par suite d'évacuations incomplètes, complétées par elle.

Il n'est pas toujours nécessaire de se purger trois jours successivement comme il vient d'être dit. Quand un jour seulement ou deux jours de purgation ont suffi pour bien dissiper les malaises survenus de la réaction vitale ou les symptômes de la maladie, on ne continue pas la Période évacuante. Ce précepte est très-important pour les personnes affaiblies par la maladie.

Quand la maladie est invéterée, on continue le Traitement par la reprise alternative des deux Périodes dépuratoire et évacuante.

Pendant les Périodes évacuantes, c'est-à-dire quand on prend les plantes soit laxatives, soit purgatives, soit évacuatives, on se soumet au *régime* des jours de purgations indiqué ci-dessous.

Quand les voies digestives sont encombrées d'humeurs bien cuites, bien mûres et prêtes pour l'expulsion immédiate, on peut, pour abréger l'arrivée d'une amélioration, commencer le Traitement en sens inverse. Dans ce cas, on prend d'abord les Plantes laxatives, puis les purgatives, etc. On vient ensuite à l'usage des Plantes dépuratives et toniques de la Période dépuratoire, comme il a été expliqué plus haut. On continue le Traitement dans l'ordre commencé.

Quand il existe de la constipation dans les Périodes dépuratoires, on prend de temps en temps des *Dragées déconstipantes et stomachiques*. On prend habituellement ces dernières dans une cuillerée de potage au principal repas de la journée.

Si on juge qu'il est utile, dans le cours du Traitement, de recourir au *Vomitif éliminateur*, on consulte le chapitre sur l'opportunité et le mode d'administration de ce remède.

RÉGIME *à suivre pendant les Périodes évacuantes.*

A partir de une à trois heures après la prise du breuvage purgatif, on prend de temps en temps une tasse d'une infusion de thé légère ou de bouillon gras dégraissé, pour faciliter les évacuations. Si l'on éprouve dans l'intérieur du corps une sensation de froid qui empêche les selles de se produire, on fera bien de boire un peu de vin chaud sucré. Si la sensation contraire a lieu, c'est-à-dire si l'on ressent une vive impression de chaleur intérieure, on pourra boire un peu de limonade cuite.

Le premier repas qui suit la purgation a ordinairement lieu de quatre à six heures après. Le repas se compose d'aliments de facile digestion et choisis : œufs frais, viandes grillées ou rôties, pot-au-feu surtout; vin coupé et infusions de thé pour boisson. On évite les pâtisseries, crudités, poissons et viandes de salaison.

On sort de table sur l'appétit. On chasse, autant que possible, les émotions violentes de l'âme. On évite les grandes fatigues du corps. Ou recherche un repos salutaire. On veille enfin à l'accomplissement d'une parfaite digestion, condition la plus indispensable au succès de l'opération purgative.

Mise en lumière et en pratique de la véritable Médecine naturelle, ou l'Art de guérir avec certitude enseigné par la nature.

PUBLICATION DE LA SIXIÈME ÉDITION

DE LA SANTÉ

OU

TRAITÉ GÉNÉRAL DE MÉDECINE NATURELLE

PAR LES HERBES ET LES PLANTES

A L'USAGE DES GENS DU MONDE

Au Dispensaire, rue des Martyrs, n° 10, à Paris

Prix actuel : 6 fr.

Cette nouvelle édition comprend cinq fois plus de matières que les éditions antérieures. Elle forme un très-fort volume in-8° (640 pages grand format), divisés en VII Livres.

Le Livre Ier enseigne, dans un style simple et clair pour tout le monde, les premiers éléments de Médecine naturelle et domestique. Cet enseignement réveille notre faculté instinctive et innée de nous guérir nous-mêmes d'une manière infaillible, en nous remettant en possession du principe fondamental de l'art de nous guérir, perdu pour la médecine analytique.

Le Livre II comprend l'hygiène, les régimes et les médications naturelles, dont la pratique est aussi sûre et aussi facile que celle de notre alimentation, qui en est inséparable, et avec laquelle elle se confond. Il renferme un chapitre important sur les désastres des remèdes chimiques et des médications toxiques et contre nature.

Le Livre III comprend la loi universelle de guérison, la théorie et la pratique du Traitement naturel, la connaissance et la préparation des Remèdes végétaux : enfin les instructions et les règles concernant leur emploi.

Le Livre IV comprend le Dictionnaire de 433 Plantes, Herbes

médicinales salubres et Remèdes des plus usuels, avec l'indication pratique de leurs propriétés et de leur emploi.— Cette partie permet à tout le monde de pratiquer la médecine naturelle et de se procurer les remèdes en tout pays.

Le Livre V donne la manière pratique de nous guérir ou de nous faire guérir de toutes les maladies, de *prévenir* sûrement celles qui nous menacent, et de nous soulager, dans les cas incurables, par l'appropriation du Traitement naturel à chaque cas particulier ou par des médications partielles, internes, externes, auxiliaires. Toutes les maladies sont méthodiquement traitées dans ce livre, qui est terminé par un chapitre spécial pour se diriger dans la marche théorique et pratique de l'ouvrage.

Le Livre VI comprend le vocabulaire de douze cents termes de Médecine, d'Anatomie, de Physiologie et d'Hygiène qui ouvre à tout le monde la porte de la science naturelle de l'homme.

Le Livre VII embrasse la *Réalisation* des principes enseignés dans l'ouvrage. L'Auteur a entrepris de réaliser ce qu'il a écrit pour faire triompher la régénération médicale des premières difficultés de la pratique. Par ce moyen, l'Auteur atteint le triple but de mettre à la disposition de ceux qui veulent en user, les conseils médicaux et les remèdes naturels préparés par lui-même dans les meilleures conditions possibles : de protéger cette œuvre humanitaire contre l'inexpérience des commençants, contre les préjugés de la routine et les perfidies de la trahison ; enfin de transmettre, purs et intacts, à l'avenir, les types du Traitement naturel.

Ne reconnaissant d'autre école que celle de la Nature, d'autre guide que l'expérience, d'autre autorité que la preuve, d'autre inspiration que la Science synthétique universelle, abjurant tous les préjugés, coordonnant tous les systèmes des sciences analytiques dans une vaste synthèse, l'Auteur de *La Santé* ne doute pas d'avoir retrouvé le *principe certitude* en médecine.

Par son utilité pratique, cet ouvrage est devenu tellement indispensable au rétablissement et à la conservation de la Santé, qu'il doit occuper le premier rang dans la bibliothèque des familles prévoyantes, et devenir familier à toutes les personnes jalouses de s'instruire sur les premières conditions de l'existence.

Sans aucunement jouer sur les mots, nous affirmons qu'on ne peut pas offrir un cadeau mieux choisi et plus utile que *La Santé* à des amis, et surtout à la jeunesse, qui doit indispensablement la posséder, pour lui faire distinguer la Vérité souveraine des homicides erreurs, et lui faire reconnaître le Bien entre tous les maux qui séduisent et trompent l'ignorance à chaque pas de la vie. Il n'est plus permis d'ignorer aujourd'hui que, contrairement à la médecine doctorale, qui épuise systématiquement les forces vitales et prodigue les poisons chimiques, la Médecine naturelle guérit toujours en fortifiant l'organisme, et n'emploie jamais que des remèdes aussi innocents que souverains, puisés dans le réservoir infini du règne végétal. Qu'on veuille bien peser ces graves paroles : « Si le monde n'ouvre pas les yeux à la lumière, il périra tout entier dans l'abîme des ténèbres où il est plongé. » — C'est pourquoi nous supplions ceux qui, les premiers, recevront la lumière féconde de la vraie Science révélée par la Nature, de la propager activement, afin de ne pas encourir le reproche de l'avoir laissée sous le boisseau et d'avoir négligé de coopérer au salut commun, menacé dans la Santé de tous par le fait redoutable et trop réel d'une dégénération de la race humaine ! *On voit toute la nécessité qu'il y a d'apprendre et de propager la Vérité* rédemptrice de la Médecine naturelle, *et de sortir de notre mortelle ignorance* à l'endroit de la Médecine prétendue scientifique, si fatale à l'Humanité. Et nous répéterons avec devoir et une absolue conviction *qu'il n'y a pas de cadeau plus utile que* La Santé, *à offrir à une personne chère et à la jeunesse*... Ne nous bornons plus à des vœux stériles de santé, donnons-la.

C'est avec la plus profonde conviction que l'Auteur offre son travail au public intelligent et soucieux de son bien le plus cher, comme l'œuvre fondamentale de la régénération physique de l'homme.

Comme toutes les innovations qui font faire un nouveau pas à la pauvre humanité dans sa marche douloureuse vers une condition meilleure, les premières tentatives de la régénération médicale ont valu à son auteur de longues et cruelles persécutions et plusieurs fois sa ruine.

A travers tous les orages soulevés par la routine, par les préjugés, la trahison et les haines ; au milieu des assauts et des luttes de trente-trois procès intentés par la coalition des brutaux intérêts de corps en révolte avec les intérêts de l'humanité, pendant cette longue consommation de sacrifices et de douleurs inséparables de tout laborieux enfantement, l'Auteur, non abattu, mais aguerri par ces épreuves, et faisant servir les triomphes de ses ennemis à leur propre défaite, n'en a pas moins mûri son dessein dans la paix et le calme de l'âme. Il n'a pas perdu de vue un seul instant son but ; il a établi son entreprise sur les bases inébranlables de la Nature, sur la culture des Plantes et l'Herborisation, sur la préparation, par ses mains, de Remèdes de nature herbacée et sur leur emploi expérimental.

Malgré des légions d'ennemis, cette entreprise si tourmentée a enfanté la régénération médicale ; c'est elle-même que l'Association des Mères de famille est aujourd'hui appelée à étendre peu à peu sur le monde entier.

TARIF

DES ARTICLES DE SANTÉ

SUCS VÉGÉTAUX ou **SUCS D'HERBES PERFECTIONNÉS**, concentrés et inaltérables........	la bouteille.	6 fr.	»
Sirop tonique de plantes assimilatrices.......	d°	4	»
Dragées déconstipantes et stomachiques..................................	le flacon.	3	»
Purgatif vivifiant des enfants............	la bouteille.	2	»
Séve laxative...........................	d°	3	»
Séve purgative..........................	d°	3	»
Poudre évacuative, la boîte de 10 prises..............		3	»
L'Orangeade purgative tempérante................		2	»
Le Vomitif éliminateur tempéré, la boîte de 10 prises.		2	»
Fécule de santé, la boîte de 450 à 500 grammes.........		2	25

Le cylindre de *Plantes dépuratives résolutives*...............	1	»
— *Plantes toniques assimilatrices*...............	1	»
— *Plantes laxatives*.........................	1	»
— *Plantes purgatives*........................	1	»

Tous les articles sont revêtus d'une étiquette indiquant leurs doses et leur mode d'administration.

HYGIÈNE EXTERNE DU CORPS

RITUEL DE LA TOILETTE

OU

INSTRUCTION PRATIQUE

SUR L'ART DE CONSERVER ET D'EMBELLIR LA SANTÉ DU CORPS

PAR LA PARFUMERIE DE LA SANTÉ

(Extrait du Livre V de LA SANTÉ, par HUREAUX, 6e édition.)

La propreté recherchée de toute sa personne est une des premières vertus de la vie privée et sociale. On cultive cette vertu, encore rare, par les soins donnés à toutes les parties de son corps, par le goût et l'art qui y président. L'art esthétique, qui embellit les grâces individuelles de la beauté, ou qui simplement conserve et avantage les dons naturels les plus modestes, est un culte réel rendu à la vie. L'instruction générale que nous donnons sur les applications de la Parfumerie de la Santé est un Rituel de ce culte si légitime.
Nous avons divisé la présente Instruction en sept articles.

§ I. — HYGIÈNE DE LA PEAU ET DU CORPS EN GÉNÉRAL.

Les premiers soins de l'hygiène privée appartiennent à la propreté du corps. Il convient de laver celui-ci dans toutes ses parties, au moins deux fois par mois, généralement, par son immersion dans le BAIN ÉLECTRO-ALCALIN *aux essences aromatiques*. Ce bain est composé dans le but de curer les pores de la peau, de débarrasser l'épiderme du dépôt graisseux de la sueur qui obstrue et ferme le passage à la transpiration, fonction si nécessaire à l'équilibre physiologique et au maintien de la Santé. Par l'électricité naturelle qu'il réveille, il ranime et vivifie tout le corps; par ses propriétés alcalines, il détruit les aigreurs et les acidités de la transpiration; par ses essences aromatiques, il fortifie les chairs et il imprègne agréablement le corps de leur parfum. Inutile d'ajouter que ce bain donne de la souplesse et de la blancheur à la peau, de l'élasticité aux membres, et qu'il est aussi un agent de la Médecine naturelle.

On prépare le Bain électro-alcalin en versant dans l'eau d'un grand bain ordinaire la composition électro-alcaline, au moment d'y entrer. On y reste depuis une demi-heure jusqu'à une heure et demie, selon son tempérament ou son état particulier.

Le BAIN ALCALIN SIMPLE *aromatique de santé*, remplit les conditions voulues de l'Hygiène, toutes les fois que le corps n'a pas besoin d'être spécialement stimulé.

Je dois rappeler ici qu'un grand bain, pris trop chaud, fatigue, énerve, et fait plus de mal que de bien à la santé. C'est une faute que les baigneurs commettent trop souvent. Il convient de le prendre un peu frais en commençant et de le tenir plus chaud un peu avant de quitter la baignoire, pour prévenir des frissons. Il importe beaucoup aussi de ne se livrer à aucun exercice fatigant du corps au sortir du bain, et d'éviter les courants d'air et les refroidissements.

Quelquefois, au sortir du bain ou en tout autre moment opportun, on applique le BAUME D'AROMATES *réchauffants* en frictions sur tout le corps des personnes à tempérament froid et engourdi, et particulièrement sur les muscles. Ce Baume leur communique la chaleur et la vie qui leur manquent. A cet effet, on en imbibe une flanelle qu'on promène activement sur le corps, avec redoublement sur les régions où l'on veut surtout exciter la circulation et ramener plus d'activité.

Dans les circonstances analogues, accompagnées d'un état physiologique contraire, on applique l'HUILE DE CÈDRE sur les personnes d'un tempérament sec et chaud, par conséquent, de la même manière que le Baume d'Aromates aux tempéraments froids et humides. Mais on pratique cette fois des onctions douces qui apaisent les excitations nerveuses et les feux d'un sang fiévreux, par la force calme qu'elles ramènent dans l'organisme.

En temps de maladies épidémiques, on remplace la composition du Bain électro-alcalin par un flacon contenant 250 grammes de SAINEVOIE. (V. ce mot au *Dictionnaire*, liv. IV, *de la Santé*, par Hureaux, à partir de la 6e édition de cet ouvrage). La Sainevoie est un préservatif puissant contre la contagion et les épidémies.

Dans les cas où les conditions personnelles de l'économie vivante sont incompatibles avec l'immersion dans un grand bain, on entretient la propreté du corps en passant dessus un linge ou une éponge fine imprégnée d'eau de SAVON FIN *de Santé*, et, après plusieurs reprises, en essuyant avec un linge sec.

Les enfants faibles de constitution ou lymphatiques, ainsi que les personnes d'un tempérament froid et humide, couchent toute ou une partie de la nuit sur un Coussin placé dans le lit, s'étendant des pieds aux reins ou jusqu'à la hauteur des épaules. Ce COUSSIN est composé d'un mélange de PLANTES AROMATIQUES et de Fougères; il est excellent contre les douleurs et les rhumatismes.

§ II. — HYGIÈNE DE LA FIGURE ET DE LA GORGE.

La figure, cette partie si fine et si délicate de nous-mêmes qu'elle exprime les reflets de l'âme, emprunte tant de charme à la propreté, qu'elle semble y puiser un surcroît d'animation et de noblesse, et que l'âme dans sa beauté vient plus complaisamment s'y épanouir.

Chez les dames, un fin cosmétique a remplacé le savon et l'eau.

Voici comment elles emploient le COLD-CREAM : à l'aide d'un tissu de lin très-doux, elles en étalent une bien légère couche sur la figure, le front jusqu'à la naissance des cheveux, les tempes, le cou et les oreilles; elles se gardent d'en laisser pénétrer dans les yeux pour s'épargner une cuisson éphémère. Après quelques instants d'attente, elles essuient avec un linge souple et doux le *Cold-Cream* qui a eu le temps de pénétrer jusqu'à l'épiderme; elles le passent légèrement sur tous les points imprégnés. Alors la peau paraît dans tout son éclat, mais elle est attendrie et souvent devenue si fine et si sensible, que l'air extérieur venant à frapper dessus, peut blesser l'épiderme. Le génie des dames a pourvu à cet inconvénient. A cet effet, elles se saupoudrent avec le *Riz impalpable*, qu'elles étalent adroitement sur tout le visage, à l'aide d'un blanc et vaporeux duvet de cygne. Ce moyen innocent est aussi efficace qu'ingénieux : il procure au teint, sinon un nouvel éclat, du moins une nouvelle blancheur; il peut même aller jusqu'à dissimuler quelques légères dégradations peu compatibles avec le désir de plaire. Quoi qu'il en soit, la POUDRE DE RIZ, bien préparée, a l'avantage incontestable de rendre la figure moins sensible au froid, et j'engage les hommes à en faire usage eux-mêmes pendant les saisons rigoureuses quand ils viennent de se raser.

Je dois donner en passant un petit conseil bien utile aux dames. Il arrive quelquefois que des rougeurs intempestives se déclarent sur la figure. Espérant les faire disparaître, elles ajoutent une nouvelle dose de *Cold-Cream* pour adoucir et calmer cette inopportune irritation de l'épiderme. Je dois dire ici que le remède devient la cause du mal et que ces rougeurs de la peau sont dues précisément à un trop grand usage, à un abus du *Cold-Cream* qui a trop ramolli la peau, qui lui a causé un excès d'atonie et de faiblesse. Le meilleur remède est de suspendre quelque temps l'usage du *Cold-Cream* et de le remplacer par des ablutions toniques, de se laver la figure uniquement avec de l'eau fraîche fortifiée par le VINAIGRE DE TOILETTE, ou la TEINTURE DE BENJOIN, ou l'EAU DE COLOGNE, etc., dans les proportions voulues.

S'il survenait des rougeurs persistantes dues à un vice dartreux ou à un sang trop allumé, je conseille alors le Traitement naturel, dont l'emploi judicieux fera revivre infailliblement les fleurs joyeuses de la santé sur les visages attristés par les approches du mal.

Je conseille aux hommes, pour leur toilette de la figure, de prendre un demi-litre d'eau fraîche contenant une cuillerée à dessert, plus ou moins, au goût des amateurs, soit de *Teinture de Benjoin*. d'*Eau de Cologne*, ou d'*Eau de Lavande ambrée,* puis le *Savon fin de toilette*. Enfin, ils termineront avec une nouvelle eau aromatisée aux mêmes essences, selon leur goût particulier. Le Vinaigre de Toilette dans l'eau est incompatible avec le savon.

§ III. — HYGIÈNE DE LA BOUCHE, DES DENTS ET DE L'HALEINE.

Les dents ne concourent pas seulement à la beauté, elles remplissent un rôle actif parmi les fonctions digestives : elles broient et désagrégent nos aliments pour faciliter leur déglutition et leur digestion dans l'estomac. Elles servent encore à l'articulation de la parole et rendent la voix plus pure et plus sonore. Voilà bien des titres à notre sollicitude, qui justifient la coquetterie de certaines personnes à laisser voir de belles dents.

Le plus souvent, c'est l'odontalgie qui cause la perte des dents. La douleur tuméfie les alvéoles dentaires et transforme ces dernières en une habitation malsaine pour les dents. Le traitement naturel prévient infailliblement les douleurs de dents, et en devient le meilleur remède pour les dissiper, quand elles existent sur des dents encore saines; dans le cas contraire, il faut les extraire et les remplacer.

Une seconde cause très-commune de la détérioration des dents, c'est la malpropreté dans laquelle on les laisse séjourner : c'est le tartre qui engendre la carie et leur coloration sale, signe précurseur de leur perte prochaine et de la corrosion des gencives.

Pour entretenir la bouche, les gencives et les dents en état de propreté constante, il faut :

1° Se brosser les dents, deux fois par semaine, avec une brosse douce, ou un linge, ou une éponge fine humide, pour rendre adhérente, à leur surface, une couche de POUDRE DENTIFRICE tonique et antiseptique. Cette Poudre raffermit les gencives par son quinquina, blanchit les dents par sa magnésie, qui en respecte l'émail, purifie la bouche par son charbon tendre et absorbant du peuplier, enfin, parfume l'haleine par ses essences qui lui communiquent une grande fraîcheur;

2° Se rincer la bouche chaque matin avec une demi-cuillerée à café d'EAU DENTIFRICE *de santé*, étendue dans un verre d'eau fraîche ou tiède. Ces ablutions chassent les miasmes de la bouche, raffermissent les gencives, dissipent la chaleur de l'haleine du matin, préviennent la carie et les maux de dents. La SAINEVOIE remplace utilement l'*Eau dentifrice* dans les cas d'affections proe fondes des gencives et des alvéoles. On en verse une ou un demi-cuillerée à café dans un verre d'eau fraîche où tiède, et cette solution sert aux mêmes usages que ci-dessus;

3° A la suite de chaque repas, se rincer la bouche avec une demi-cuillerée à dessert d'ESPRIT DE MENTHE rectifié, étendu dans un bol d'eau fraîche ou tiède, selon la saison. Cet Esprit de menthe dissipe le goût des aliments, purifie l'haleine, rafraîchit agréablement la bouche et la débarrasse des détritus alimentaires, dont le séjour entre les dents entretient une fermentation et des dépôts putrides.

Soins de l'Haleine. — Si une haleine forte et même fétide provient de l'état maladif de l'estomac ou des poumons, il faut, au préalable, guérir l'estomac ou la poitrine; si elle remonte à une cause plus légère, telle qu'une dent cariée, ou à un aliment mal dirigé, ou à une pipe trop enfumée, ou à un échauffement passager, on fait fondre dans la bouche une TABLETTE RAFRAICHISSANTE *de Menthe anglaise*; une haleine fraîche, vive et parfumée succède, avec délices, à la mauvaise haleine. Si cette dernière provient du nez, il faut recourir au Traitement naturel approprié. Si l'haleine devient courte et suffocante en temps de grande chaleur ou dans des assemblées nombreuses, on respire des SELS au *Vinaigre radical*, contenus dans un flacon de poche.

§ IV. — HYGIÈNE DE LA CHEVELURE ET DE LA BARBE.

La chevelure est un des ornements les plus apparents de la beauté et de l'harmonie du corps. Mais sa disparition n'est pas toujours un signe de la décadence de l'enveloppe humaine. Nous devons faire tous nos efforts pour conserver notre chevelure; nous agissons conformément aux lois de la vie générale, qui veulent partout la plénitude et l'harmonie jusque dans la forme.

On conserve ses cheveux en évitant les maux de tête, qu'on guérit ou qu'on prévient sûrement par le Traitement naturel approprié. On les *rafraîchit* souvent en faisant tailler leur extrémité. On entretient leur souplesse et on leur donne du brillant par l'usage de l'OLÉINE *parfumée* ou de la POMMADE *aux mille fleurs*. A cette fin, on étale dans la paume de la main une quantité suffisante d'*Oléine* ou de *Pommade*, on la porte sur sa tête et, avec le jeu des doigts, on l'étale dans l'épaisseur de la chevelure. Le démêloir et la brosse font le reste, en mettant avec art les cheveux en place.

Cette pratique ne concerne que la longue chevelure des dames. J'aime mieux voir la chevelure des hommes flotter en toute liberté.

Quand les cheveux tombent ou sont malades, il faut recourir à la POMMADE VÉGÉTATIVE qui a la propriété spéciale de tuer les animalcules microscopiques du derme chevelu, cause évidente pour nous de la maladie. La *Pommade végétative* fait croître et fortifie les cheveux, en prévient et en arrête la chute. On emploie cette Pommade de la même manière que l'Oléine.

§ V. — HYGIÈNE DES MAINS ET DES PIEDS.

Les soins commandés pour la propreté des mains sont les mêmes que ceux de la figure, relatés précédemment au paragraphe II. Il y a cependant cette différence que l'eau de SAVON, aromatisée avec l'EAU DE COLOGNE ou avec l'EAU DE LAVANDE, est l'agent principal du blanchiment des mains. On passe ensuite les mains au COLD-CREAM ou à la PATE D'AMANDES *fine* pour en assouplir la peau et rendre le tact doux et sensible.

On juge souvent des soins et de la propreté d'une personne à l'inspection des ongles ; il importe donc, non pas seulement pour soi, de les entretenir soigneusement et de recourir à cet effet à la lime et à la brosse à ongles.

Chez certaines personnes, les pieds demandent beaucoup de soins, à cause d'une transpiration incommode. Pour en faire disparaître ou au moins en atténuer les inconvénients, ces personnes doivent très-souvent prendre des bains de pieds et faire dissoudre dans l'eau du bain quelques cuillerées du VINAIGRE ASTRINGENT *aux roses rouges*. Sa propriété astringente tonifie les tissus, resserre les pores de la peau et ferme le passage à la transpiration. Il convient alors de donner un autre cours à cette transpiration par l'emploi méthodique du Traitement naturel, pour éviter les suites d'une répercussion qui pourrait devenir dangereuse sans cette précaution.

§ VI. — HYGIÈNE PARTICULIÈRE.

Les personnes de l'un et de l'autre sexe ne doivent pas négliger, dans un but de propreté facile à concevoir, de recourir aux lotions, ablutions et injections locales. On a pour but, soit la simple propreté, soit une action tonique et vivifiante, soit le raffermissement et la conservation dans leur fraîcheur des tissus les plus délicats. Plusieurs produits de l'hygiène privée viennent s'offrir pour remplir ce but multiple : une cuillerée de VINAIGRE ASTRINGENT *aux roses rouges*, ou de VINAIGRE BALSAMIQUE *de toilette*, ou de SAINEVOIE, ou de TEINTURE DE BENJOIN, ou d'EAU DE COLOGNE, ou de QUINTESSENCE D'AMBRE GRIS, étendue dans un litre ou un demi-litre d'eau fraîche ou tiède, remplit parfaitement le but précité.

Le *Vinaigre astringent aux roses rouges* sert surtout à l'usage particulier de la toilette des dames. On en met une cuillerée dans un ou plusieurs verres d'eau, et on l'emploie en injections ou en lotions pour raffermir et resserrer les chairs et les préserver d'une humidité excessive. Le *Vinaigre balsamique* agit dans le même sens que le précédent, mais avec beaucoup moins d'énergie.

La SAINEVOIE, comme l'indique son nom, assainit les voies au plus haut point, en détruisant tous les miasmes et les mauvaises odeurs. On l'emploie en l'étendant dans dix ou vingt fois son volume d'eau.

Prise à la dose d'une cuillerée à café dans un peu d'eau sucrée, ou bien préalablement étendue dans son volume d'eau et appliquée en frictions locales, la *Quintessence d'Ambre gris* excite doucement les nerfs et provoque physiologiquement l'exercice légitime des forces.

A la suite des lotions et ablutions qui viennent d'être indiquées dans ces paragraphes, une légère onction d'HUILE DE CÉIRE ou de BAUME NERVIN procure un vif sentiment de fraîcheur et de bien-être, auquel succède la plus douce sédation. Il en résulte une élasticité et une souplesse qui n'appartiennent qu'à un état de santé parfaite.

§ VII. — HYGIÈNE DU LINGE, DES VÊTEMENTS ET DE L'HABITATION.

Le blanchiment du linge de corps demande une réforme radicale; ne sortons pas de notre cadre On parfume le linge lessivé avec la POUDRE D'IRIS *de Florence*, qu'on place en sachets dans les armoires, et qui en éloigne les mites. On place également, dans le même but, des SACHETS PARFUMÉS *à diverses odeurs* dans les vêtements, qui doivent être fréquemment mis à l'air et battus.

Quelques gouttes d'ESSENCES FINES, répandues sur le mouchoir ou les vêtements, leur font exhaler un parfum doux et suave. Il convient d'en user avec réserve. Que les personnes de bon goût n'oublient jamais que le premier des parfums est celui de la propreté et de la santé.

Les vêtements doivent être commodes et ne pas gêner les mouvements ni les fonctions du corps. Celui-ci doit toujours être abrité de linge propre. Le linge malpropre, rempli et couvert des produits de la transpiration, donne naissance à une infinité d'animalcules invisibles, malfaisants qui se rendent sensibles sous la forme d'odeurs repoussantes. On voit combien ceux qui négligent cette première prescription de l'hygiène privée vivent dans une atmosphère malsaine, qui les suit partout et rend leur approche toujours pénible.

Pour assainir les appartements à défaut d'air, de chaleur et de soleil, et pour en adoucir la crudité par les temps froids et humides, on allume une PASTILLE FUMIGATOIRE, ou bien on projette la valeur d'une cuillerée à café du PARFUM FUMIGATOIRE dans une cassolette contenant des cendres rouges ou sur une pelle chauffée presque à rouge. Il se répand soudain dans l'appartement une vapeur aromatique très-agréable et chaude.

Un autre agent de salubrité domestique, pour la destruction des miasmes qui peuvent exister dans les appartements, est la SAINEVOIE. On suspend, dans l'appartement ou dans la pièce qu'on veut purifier, un linge imbibé de *Sainevoie*, dont l'évaporation lente est insecticide et destructive des êtres miasmatiques.

COMPTOIR DE VENTE

DE LA

PARFUMERIE DE LA SANTÉ

DE L'ASSOCIATION DES MÈRES DE FAMILLE

Rue des Martyrs, 10

(ENTRÉE PAR LA PORTE COCHÈRE.)

L'art de faire naître la beauté de la fraîcheur et de la propreté du corps, à l'aide de parfums salubres, se lie aux soins de la Médecine naturelle. C'est pour cette raison que nous joignons à la pratique médicale domestique celle de la *Parfumerie de la Santé.*

La Parfumerie, telle que nous l'entendons, est donc une véritable Hygiène. Quand on la rend insalubre par de fausses applications ou par des produits délétères, elle tombe dans la négation de son principe ; et, au lieu d'une vérité et d'un bien, elle devient un mensonge en action et un mal vivant. Nous ne donnerons qu'un exemple tiré de l'article le plus vulgaire et le plus indispensable : La couleur des *Savons de toilette* est souvent empruntée à des corps toxiques : la couleur rose au vermillon composé de mercure, la couleur verte au vert-de-gris. Les fortes odeurs, toujours nuisibles au cerveau, ont souvent pour but de masquer une qualité inférieure. Afin d'obvier à ce double inconvénient, nous avons établi, pour la *Parfumerie de la Santé*, un Savon de toilette blanc à peine parfumé, qui porte avec lui-même la double garantie de salubrité et de supériorité. A d'autres points de vue, la même observation s'applique à l'*Eau de Cologne*, qui est la plus salubre et la plus suave de toutes les *Eaux de toilette*, préparée par nous. Il en est de même pour notre *Eau dentifrice de Santé* et notre *Vinaigre de toilette et de Santé.*

Malheureusement, les fabricants de parfumerie inférieure infestent le commerce de produits insalubres et dangereux. Nous opposons à cette plaie de la concurrence effrénée, les produits de la Parfumerie supérieure de la Santé, dont les prix sont relativement très-modiques ; parce que nous économisons sur les frais généraux, et que nous reportons sur la quantité et la qualité des produits, les dépenses folles et improductives de loyer, de luxe et de faste de la représentation.

Afin de rendre accessibles à tout le monde et de populariser les services et les agréments de la Parfumerie de la Santé, nous avons fractionné et établi bon nombre d'articles de vente à 60 centimes.

TARIF ET USAGE DES ARTICLES

DE LA PARFUMERIE DE LA SANTÉ

BAIN ÉLECTRO-ALCALIN

AUX ESSENCES AROMATIQUES

Par l'électricité naturelle qu'il réveille, il ranime et vivifie le corps; par ses propriétés alcalines, il détruit les aigreurs de la transpiration et en débarrasse profondément les pores de la peau; par ses essences aromatiques, il fortifie les chairs et il imprègne agréablement le corps de leur parfum.

On le prépare en versant dans un grand bain simple la composition électro-alcaline au moment d'y entrer. (Voir *Rituel de la toilette ou Instruction.*)

PRIX DU BAIN ÉLECTRO-ALCALIN : 2 FR.

— DU BAIN ALCALIN SIMPLE, AROMATIQUE : 60 CENT.

BAUME D'AROMATES

RÉCHAUFFANTS

Appliqué en frictions sur tout le corps des personnes à tempérament froid et engourdi, et particulièrement sur les muscles, le Baume d'Aromates leur communique la chaleur et la vie qui leur manquent.

On en imbibe une flanelle qu'on promène activement sur le corps, avec redoublement sur les régions où l'on veut surtout exciter la circulation et ramener plus d'activité.

PRIX DU FLACON : 3 FR.

BAUME NERVIN

On en frictionne les parties faibles pour les fortifier dans le cas d'affaiblissement et de paresse.

PRIX DU POT : 3 FR.

COLD-CREAM

AU BEURRE DE CACAO

On étale avec un linge fin une très-légère couche de Cold-Cream sur la partie qu'on veut rendre bien nette; après quelques minutes d'impression, on essuie avec un autre linge, et la peau paraît dans sa plus grande pureté. (V. *Rituel de la toilette ou Instruction.*)

PRIX DU POT : 1 FR. 50 C.

— du petit pot de détail : 60 cent.

EAU DE COLOGNE

DE SANTÉ

Elle constitue la meilleure et la plus saine de toutes les *eaux de toilette*. On en verse quelques gouttes dans l'eau qui sert à la parfumer pour tous les besoins de la toilette. (V. *Rituel de la toilette ou Instruction.*)

PRIX DU FLACON : 1 FR. 75 C.,

DU DOUBLE FLACON : 3 FR.

— du petit flacon de détail : 60 cent.

EAU DENTIFRICE

DE SANTÉ

On étend une demi-cuillerée à café de cette Eau dans un demi-verre d'eau fraîche, ou tiède si les dents sont sensibles au froid. On se gargarise. Cette pratique chasse les miasmes de la bouche, dissipe la chaleur de l'haleine du matin, raffermit les gencives, prévient la carie et les maux de dents. (V. *Rituel de la toilette ou Instruction.*)

PRIX DU FLACON : 2 FR. 50 C.

— du petit flacon de détail : 60 cent.

EAU DE LAVANDE

AMBRÉE

Elle s'emploie comme l'Eau de Cologne et sert comme elle à parfumer l'eau de la toilette. Beaucoup la préfèrent pour se laver la figure quand ils viennent de se raser la barbe.

PRIX DU FLACON : 3 FR.
— du petit flacon de détail : 60 cent.

ESPRIT DE MENTHE

ANGLAISE RECTIFIÉ

Une demi-cuillerée à dessert d'Esprit de Menthe, étendue dans un bol d'eau tiède ou fraîche, sert à se rincer la bouche après le repas, et purifie l'haleine.

PRIX DU FLACON : 2 FR. 50.
— du petit flacon de détail : 60 cent.

ESSENCES FINES

POUR LE MOUCHOIR

Quelques gouttes d'Essences fines répandues sur le mouchoir ou les vêtements, leur font exhaler un parfum doux et suave.

PRIX DU FLACON : 2 FR.
— du petit flacon de détail : 60 cent.

HUILE DE CÈDRE

On applique l'Huile de Cèdre aux tempéraments secs et chauds, de la même manière que le Baume d'Aromates aux tempéraments froids et humides. C'est un remède précieux contre les douleurs et les rhumatismes.

PRIX DU FLACON : 3 FR.

ODONTALGINE

AU CRESSON DE PARA.

Quelques gouttes d'Odontalgine sur un peu de ouate appliquées sur les dents cariées souffrantes, en dissipent habituellement la douleur.

PRIX DU FLACON : 2 FR.

OLÉINE PARFUMÉE

On en fait un usage fréquent pour donner de la souplesse aux cheveux et à la barbe et pour les lisser sans les empoisser. On en étale quelques gouttes dans le creux de la main, qu'on promène dans la barbe ou dans la chevelure en les frictionnant.

PRIX DU FLACON : 1 FR. 50.
— du petit flacon de détail : 60 cent.

PARFUM FUMIGATOIRE

DES APPARTEMENTS

On en projette la valeur d'une cuillerée à café dans une cassolette à fumigation, renfermant des cendres rouges, ou dans tout autre ustensile. Il se répand soudain dans l'appartement une vapeur parfumée comme une fumée d'encens, qui assainit l'air et qui en adoucit la crudité par les temps froids et humides.

PRIX DU FLACON : 3 FR.

PASTILLES

FUMIGATOIRES

Ces Pastilles servent aux mêmes usages que l'article précédent. On les allume par leur sommet conique.

PRIX DU FLACON : 2 FR.

PATE D'AMANDE FINE

AU MIEL DE ROSES

On s'en sert pour blanchir et assouplir la peau de la figure et des mains.

PRIX DU POT : 2 FR.

COUSSINS

DE PLANTES AROMATIQUES

Les personnes d'un tempérament froid et humide et les enfants faibles couchent toute ou une partie de la nuit sur un coussin placé dans le lit, s'étendant des pieds aux reins ou à la hauteur des épaules. Ce coussin est rempli de plantes aromatiques. Il est excellent aussi contre les douleurs et les rhumatismes.

PRIX DU COUSSIN POUR UNE GRANDE PERSONNE : 10 FR.
POUR UN ENFANT : 6 FR.

POMMADE

AUX MILLE FLEURS

Sert aux usages vulgaires de la toilette pour l'arrangement de la chevelure et de la barbe.

PRIX DU POT : 1 FR. 50.
— du petit pot de détail : 60 cent.

POMMADE VÉGÉTATIVE

CONTRE LA CHUTE DES CHEVEUX ET LES PELLICULES DE LA TÊTE

On en place la grosseur d'une noisette dans la paume de la main et on s'en frictionne le cuir chevelu chaque jour.

PRIX DU POT : 3 FR.

POUDRE DENTIFRICE

DE SANTÉ

Cette Poudre blanchit les dents, raffermit les gencives, absorbe les miasmes, purifie la bouche et parfume l'haleine. On s'en sert avec une brosse douce. (V. *Rituel de la toilette ou Instruction.*)

PRIX DE LA BOITE : 1 FR. 50. C.
— de la petite boîte de détail : 60 cent.

POUDRE D'IRIS

A LA VIOLETTE

On la place en sachets dans les armoires pour parfumer le linge et en éloigner les mites.

PRIX DE LA BOITE : 1 FR.

POUDRE DE RIZ

PARFUMÉE

La Poudre de Riz saupoudrée sur l'épiderme du visage, protége la sensibilité de la peau contre l'air trop vif et lui donne de la blancheur. La manière d'étaler cette farine sur la peau, à l'aide d'un duvet, est connue de tout le monde. (V. *Rituel de la toilette ou Instruction.*)

PRIX DE LA BOITE : 1 FR. 50 CENT.
— de la petite boîte de détail : 60 cent

QUINTESSENCE

D'AMBRE GRIS

Prise à la dose d'une cuillerée à café sur un morceau de sucre, ou dans un peu d'eau sucrée, ou bien appliquée en frictions locales, cette fine Quintessence excite doucement les nerfs et provoque physiologiquement l'exercice légitime des forces.

PRIX DU FLACON : 10 FR.

SACHETS PARFUMÉS

On les place dans le linge ou les habits pour les parfumer agréablement et pour les soustraire à l'action des insectes.

PRIX : 2 FR.
Dito petit modèle : 60 cent.

SAINEVOIE

A titre d'agent de salubrité domestique pour l'assainissement des appartements, on y suspend un linge imbibé de Sainevoie, dont l'évaporation lente purifie l'air en détruisant les miasmes. — On en compose des injections antiseptiques, etc. — (Voir ses nombreux et précieux usages au mot *Sainevoie* du *Dictionnaire*, livre IV, *de la Santé*, 6e édition.)

PRIX DU FLACON : 5 FR.

SAVON FIN

DE SANTÉ

Ce Savon sert à tous les usages habituels de la toilette. On aromatise l'eau avec l'Eau de Cologne.

PRIX DE LA BOITE DE TROIS PAINS : 2 FR 50 C.

Prix du pain de savon bon ordinaire de toilette : 60 cent.

SELS A RESPIRER

AU VINAIGRE RADICAL

Contenus dans un flacon de poche, bouché en verre, ils rafraîchissent le cerveau en temps de grande chaleur ou dans les assemblées nombreuses.

PRIX DU FLACON DE LUXE : 5 FR.
— du petit flacon simple : 60 cent.

TABLETTES

RAFRAICHISSANTES A LA MENTHE ANGLAISE.

Une tablette mise à fondre lentement dans la bouche, transforme une haleine chaude et brûlante en une haleine d'une grande fraîcheur.

PRIX DE LA BOITE : 2 FR.

TEINTURE DE BENJOIN

POUR LAIT VIRGINAL, ETC.

Quinze à trente gouttes de cette Teinture versées dans un verre d'eau simple, ou mieux d'eau de roses, forment le *Lait virginal* qui sert à des ablutions toniques et astringentes du visage pour en affaiblir les rides, dissiper les boutons et les rougeurs, et à diverses injections. (Voir *Rituel de la toilette ou Instruction.*)

PRIX DU FLACON : 1 FR. 50 C.

VINAIGRE ASTRINGENT

AUX ROSES ROUGES

Doué d'un parfum suave, ce produit est *essentiellement* tonique et astringent. Il sert à l'usage particulier de la toilette des dames; il raffermit et conserve dans leur fraîcheur les tissus les plus délicats. On en met une cuillerée dans un ou plusieurs verres d'eau, et on l'emploie en injections ou en lotions. (Voir *Rituel de la toilette ou Instruction.*)

PRIX DU FLACON : 3 FR.

VINAIGRE DE TOILETTE

DE SANTÉ

Ce Vinaigre, composé de Baumes fortifiants et d'essences fines, exerce une action tempérante, recherchée du cerveau et de la respiration, dont elle se montre très-amie. (Voir *Rituel de la toilette ou Instruction.*)

PRIX DU FLACON : 1 FR. 50 C.
DU DOUBLE FLACON : 2 FR. 50 C.
— du petit flacon de détail : 60 cent.

NOTA. — Les familles qui font une grande consommation de parfums, tels que : Eau de Cologne, Eau Dentifrice, Eau de Lavande, Vinaigre astringent, Vinaigre de Toilette, etc., peuvent l'acheter au litre en s'adressant *directement ou par correspondance* au Comptoir de vente à Paris, 10, rue des Martyrs.

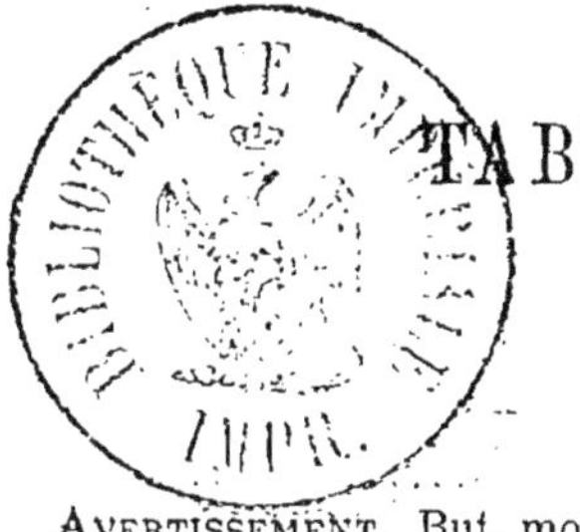

TABLE DES MATIÈRES

Typographie Rouge frères, Dunon et Fresné, rue du Four Saint-Germ., 43.

Paris. — Typ. de Rouge frères et Comp., rue du Four-St-Germain, 43.

www.ingramcontent.com/pod-product-compliance
Ingram Content Group UK Ltd.
Pitfield, Milton Keynes, MK11 3LW, UK
UKHW012257240726
13966UKWH00004B/1449

9 782011 909770